Susanne Berk

Einfach räuchern

KOHA KOMPAKT

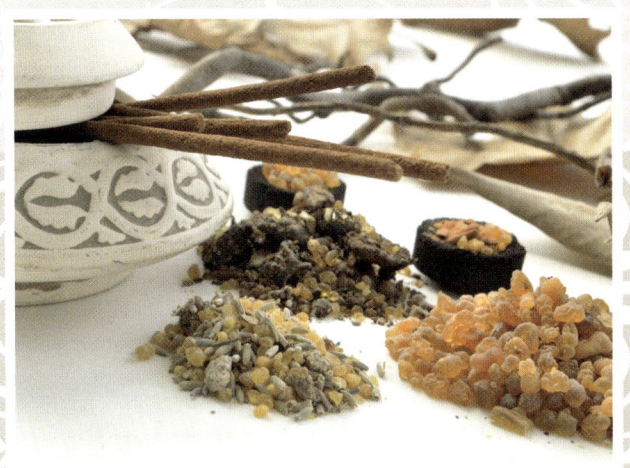

Susanne Berk

Einfach räuchern

Anwendung, Wirkung und Rituale

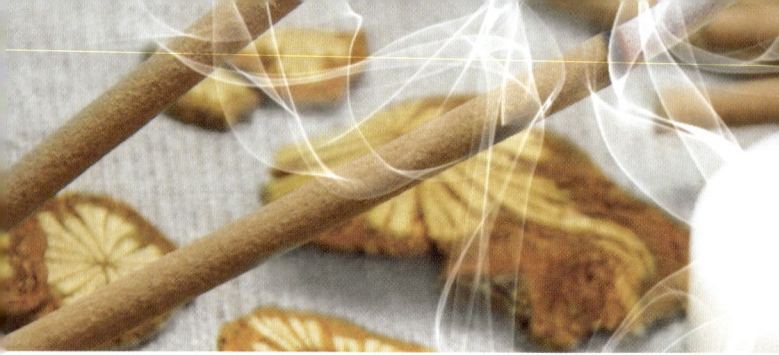

Inhalt

Pflanzendüfte
sind wie Musik
für unsere Sinne.

(Altpersisches Sprichwort)

Räuchern –
eine Wohltat für die Menschheit

Die Geschichte des Räucherns ist so alt wie die Menschheit selbst. Schon früh hat der Mensch die wärmenden Kräfte des Feuers, aber auch die segensreiche Kunst entdeckt, Kräuter, Wurzeln und Harze auf glühender Asche zu räuchern.

In alten Zeiten war der Mensch noch viel stärker auf seinen Geruchssinn angewiesen. Jäger und Sammler mussten eine Gefahr – wie ein aufziehendes Gewitter oder wilde Tiere – regelrecht riechen können, um ihr entgehen zu können. Dank des Geruchssinns konnte auch Essbares von Ungenießbarem unterschieden werden.

In jener fernen Zeit war die Verbindung zur Natur noch sehr intensiv. Unsere Ahnen fanden wohl sehr schnell heraus, welche Kraft manche Pflanzen beim Verräuchern freisetzen und wie tief der Duft der Räucherstoffe in ihnen nachwirkt. So entwickelte sich alsbald eine richtige Räucherkultur:

- Die Menschen schufen Verbindung mit feinstofflichen Sphären und kommunizierten mit göttlichen Kräften.
- Sie reinigten die Atmosphäre von allerlei Dämonen- und Hexenzaubern.
- Sie heilten Krankheiten auf der körperlichen, seelischen und geistigen Ebene.
- Sie räucherten zur Desinfektion, um Seuchen einzudämmen und Ungeziefer zu vertreiben.

Nach wie vor beeinflussen und lenken uns Düfte viel mehr, als wir es bewusst bemerken. Duft ist eng mit unserer Wahrnehmung und unserem Emotionalkörper verbunden.

Beim Räuchern geschieht allerdings noch viel mehr als nur die Betörung durch den sich entfaltenden Duft. Das Element Feuer wirkt hierbei – im Gegensatz zum Verdunsten – als Vermittler und Verwandler. Grobstoffliche Substanzen werden beim Räuchern umgewandelt in Rauch, der die Essenz auf eine feinstoffliche Ebene trägt. So entsteht eine Verbindung mit höheren und feineren Ebenen.

Die feinen Duftkomponenten, die in den Räucherstoffen eingeschlossen sind, werden frei und ziehen in einer Rauchwolke gen Himmel. Indem wir atmen, gelangen sie tief in uns hinein und berühren dort sowohl unseren Körper als auch unsere Seele und unseren Geist. Wir werden gleichsam emporgehoben in himmlische Gefilde – die Transformation beginnt.

Räuchern »macht« etwas mit uns. Diesen Zauber sollten wir wieder in unser Leben lassen! Unsere Seele liebt himmlische Düfte. Manche Kräuter und Harze haben die Kraft, uns aus seelischen Tiefs herauszuholen, seelische Schmerzen zu verarbeiten und loszulassen. Andere regen unsere Sinne, ja geradezu unsere Sinnlichkeit an.

Räuchern hilft unserem Geist, sich aus dem Alltagsgeschehen zu befreien. So kann er sich losgelöst mit höheren Dimensionen verbinden und die mystischen Welten dahinter erblicken. Die Probleme des Alltags rücken in die Ferne und wir erahnen den tieferen Sinn unseres Daseins.

Natürlich kann Räuchern auch bei körperlichen Beschwerden helfen. Man denke an die Inhalation von Kampfer, der – ob wir ihn mögen oder nicht – mit seiner Kraft Atemwege frei macht und manche Erkältung im Keim erstickt. Erwähnt sei noch Asafoetida, auch Teufelsdreck genannt: Kaum eine Nase empfindet seinen beißenden, bitteren Duft als angenehm, dennoch wird er seit Jahrhunderten medizinisch zur Nerven-beruhigung und bei Völlegefühl eingesetzt; beim Räuchern entwickelt er sogar eine aphrodisierende Wirkung. Myrrhe und Nelke haben einen antiseptischen Effekt; Lemongrass wirkt nervenstärkend und antidepressiv; Himalaya-Rhododendron stärkt Herz und Kreislauf; Mastix und Olibanum haben des-infizierende und blutverdünnende Wirkung. Man könnte die Liste der heilsamen Pflanzenkräfte unendlich fortsetzen.

Einmal war ich mit dem Etnopharmakologen Dr. Christian Rätsch in Nepal, um die dortigen Schamanen und Dhoopwa-las (Kräuterkundler) zu besuchen und an ihrem Wissen teil-zuhaben. Wir sammelten jede Menge verschiedener Räucher-stoffe bei den Dhoopwalas, viele davon waren bereits nach alten Rezepten gemischt. Ziemlich erschöpft nach einem langen, anstrengenden Tag trugen wir all unsere Schätze zur Loggia des Hotels und konnten es trotz unseres Energiedefi-zits nicht lassen, gleich in die Welt des Duftes einzutauchen. So baten wir um eine große Schale, gefüllt mit heißer Kohle, und setzten uns auf den Boden der großen Terrasse. Um die Wirkung besser erspüren zu können, waren wir alles andere als sparsam mit den Räucherstoffen. Großzügig warfen wir sie aus voller Hand auf die dampfende Kohle und steckten unsere Köpfe über den Räuchertopf mitten in die dicken, duftenden Rauchschwaden. Ich fühlte, wie meine Energie mehr und mehr anstieg. Die Pflanzen des Himalayas übertrugen ihre Botschaften; sie fegten körperliche Defizite einfach weg und füllten uns mit neuer Kraft und Zentriertheit. Wir wurden so energiegeladen, dass wir trotz der vorgeschrittenen Stunde alle mitgebrachten Räucherstoffe ausprobierten.

Ein anderes Mal waren wir bei Schamanen in den Bergen Nepals: Sie sammeln ihre Räucherstoffe selbst und beachten dabei ganz natürlich den Kreislauf der Natur, zum Beispiel indem sie manche Räucherstoffe nur bei Vollmond holen. Der zunehmende Mond zieht die Kräfte der Pflanzen von den Wurzeln hoch hinauf in die Pflanze; der Höhepunkt der Wirkkraft ist bei Vollmond, dann ziehen sich die Kräfte bis Neumond allmählich in die Wurzeln zurück. Jede Pflanze hat ihre beste Pflückzeit – eine Zeit, in der sie gerne einiges an Blattwerk, Harz oder Wurzeln abgibt.
Die Schamanen Nepals nehmen ihre Berufung und Ausbildung sehr ernst und widmen ihr Dasein hauptsächlich der Auflösung von Krankheiten.
Wir hatten das Glück, bei einer schamanischen Trancereise dabei sein zu dürfen. Außer uns waren Menschen mit allerlei Krankheiten zugegen. Mit Glocken, umgebundenen Rasseln und Trommeln wurde die Sitzung eingeleitet, Räucherwerk wurde entzündet. Die nepalesischen Schamanen benutzen vorwiegend Salharz, Himalaya-Zeder, Himalaya-Rhododendron und Tulsi als Reisemittel. Tanzend wurden Trommeln und Rasseln in alle vier Himmelsrichtungen und drei Welten –

Unterwelt (unteres Astralreich), Mittelwelt (aktives Astralreich) und Oberwelt (himmlische Gefilde) – geschlagen und dabei das Räucherwerk eingeatmet. Ich spürte, wie allmählich ein Trancezustand einsetzte. Die Reise ging in die Unterwelt, wobei der ohrenbetäubende Lärm die Dämonen fernhalten und die dichten Duftwolken des Räucherwerks uns schützen und begleiten sollten. Durch die Tür zur Unterwelt ging ich jedoch geistig nicht mit, denn bisher war ich es nur gewohnt, mich bewusst mit Oberwelten zu verbinden. Die Schamanen erklärten später, es sei ihre Aufgabe, hauptsächlich in die Unterwelten zu reisen, weil sich dort die Krankheitsdämonen aufhalten, deren Verbindung zum Menschen sie trennen und auflösen müssen.

Dieser Besuch hat mir aufs Neue gezeigt, wie spannend, erlebnisreich und visionär ein Leben sein kann, wenn man sich nicht selbst beschränkt und offen für diese Anderswelten bleibt, für diese für unsere menschlichen Augen unsichtbaren Energien und Dimensionen.

Wie wird geräuchert?

Um Räuchern in der Tiefe erfassen zu können, sollten Sie sich etwas Zeit nehmen. Sammeln Sie alles Zubehör zusammen (siehe die folgenden drei Unterkapitel). Entzünden Sie die Kohle und stimmen Sie sich auf das Räucherwerk ein. Jeder Räucherstoff trägt seine eigene Botschaft in sich. Seinen Ursprung hat er vielleicht in einem fernen Land; der tiefere Sinn seines Daseins liegt noch im Verborgenen. Dann lassen Sie den Räucherstoff verglimmen. Seine Kraft und Energie setzen sich sofort in einer dichten Rauchwolke frei, die Sie vollständig einhüllt. Lassen Sie es zu, atmen Sie den Duft tief ein, dann wird er Ihnen seine Botschaft mitteilen. Ein Räucherstoff aus dem Himalaya kann Ihnen zum Beispiel viel von der Erhabenheit und der tiefen Ruhe des Himalayas erzählen. Es ist seine Heimat; der Baum oder der Strauch, dem er entnommen wurde, existiert vermutlich immer noch, und auf einer tieferen Ebene hat seine Verbundenheit mit seiner Stammpflanze nie aufgehört. Die hohe Energie des Himalayas, die durch seine geografische Höhe, aber auch durch die vielen Klöster und die seit Urzeiten tief in sich gehenden und meditierenden Heiligen entstanden ist, hat die dortige Atmosphäre durchdrungen. Alles, was an dieser Atmosphäre teilhat, wird gleichsam mit ihr emporgehoben.

Wie bei einem Menschen jede einzelne Zelle die Information für den gesamten Menschen in sich birgt, trägt also auch der Räucherstoff die komplette Information seiner Stammpflanze in sich. Wenn Sie sich in tiefer Ruhe auf die Räucherstoffe einlassen, können Sie eine Reise durch viele mystische Orte der Erde machen.

Ob es sich nun um Räucherstoffe des alten Inkareiches, des spirituellen Indiens, um alte germanische Pflanzen oder um den Zauber Arabiens handelt – die Botschaft des Duftes wird uns mit seinem Herkunftsland verbinden.

Von diesem Zauber abgesehen, ist natürlich jeder Räucherstoff auch durch seine individuellen Kräfte geprägt. Einer ist mehr erdend, während ein anderer vielleicht hoch hinauf in himmlische Gefilde führt. Manche zeichnen sich eher durch reinigende oder schützende Komponenten aus, während andere wiederum besänftigen, beruhigen und unsere Herzen öffnen.

Wie ein Räucherstoff auf Sie persönlich wirkt, können nur Sie selbst herausfinden. Lassen Sie sich tief auf den Duft ein und spüren Sie in sich selbst, was er bei Ihnen auslöst. Fühlen Sie sich entspannt? Haben Sie das Gefühl, dass sich etwas in Ihnen klärt? Fühlen Sie vielleicht zu viel Energie oder kommen plötzlich hohe, erhabene Gedanken?

Manchmal ist es von Vorteil, erst zu erspüren, was die Räucherstoffe auslösen, bevor man nachliest, wie andere ihre gängige Wirkung beschrieben haben oder wie ein Räucherstoff traditionell eingesetzt wurde.

Räuchern auf Holzkohle

Sie benötigen Sand, Kohle, Räucherwerk und ein feuerfestes Gefäß, vorzugsweise aus Messing oder Ton. Füllen Sie das Gefäß mit etwas Sand und geben Sie die heiße Kohle darauf. Der Sand dämmt die Hitze der glühenden Kohle ab, sodass das Gefäß nicht zerbricht oder zu heiß wird.

Am einfachsten und ungefährlichsten ist es allerdings, wenn Sie statt Holz- bzw. Grillkohle im Handel Selbstzünder-Kohle besorgen. Es gibt sie als runde Tabletten in verschiedenen Größen. Sie enthalten eine chemische Substanz, die den Brennvorgang erheblich beschleunigt. Stellen Sie eine Kohletablette aufrecht in das mit Sand gefüllte Gefäß und halten Sie ein entzündetes Streichholz daran. Sobald die Kohle Funken schlägt, ist der Brennvorgang eingeleitet. Sie können zusehen, wie sich die Funken ganz von allein durch die Kohle hindurcharbeiten. Wenn die Kohle an den Rändern grau wird, ist der Zündvorgang abgeschlossen. Jetzt können Sie die Tablette umstoßen, sodass sie flach liegt. Dann streuen Sie etwas Räucherwerk auf die glimmende Kohle – es entwickelt sich sofort Rauch.

Alternativ können Sie eine Zange benutzen, mit der Sie die Kohle sicher ins Feuer eines Streichholzes oder einer Kerze halten.

Die Kohle glüht ungefähr eineinhalb Stunden. Das Räucherwerk wird bei diesem Vorgang sehr schnell in Rauch verwandelt. Solange die Kohle glüht, können Sie jedoch jederzeit Räucherwerk nachlegen, um ein ausgiebiges Räucherritual zu zelebrieren.

Wem der beißende Geruch der Selbstzünderkohle, der anfangs durch den chemischen Bestandteil hervorgerufen wird, unangenehm ist, kann auf eine gepresste Kohle ohne Zusatzstoffe zurückgreifen. Im Handel wird so eine Kohle aus Japan angeboten. Die Tabletten sind allerdings sehr klein, sodass nicht viel Räucherwerk zum Verglimmen Platz findet, und sie ist deutlich schwerer »in Gang« zu bringen.

Räuchergefäße können trotz Sand sehr heiß werden. Außer bei sehr schweren Messinggefäßen sollten Sie also zusätzlich immer eine feuerfeste Unterlage verwenden. Für eine Häuserreinigung, bei der Sie mit Ihrem duftenden Räucherkessel durch mehrere Zimmer gehen, sollten Sie unbedingt ein feuerfestes Gefäß mit Stil oder eines zum Schwenken benutzen.

Räuchern auf Kräuterkohle

Dies ist keine Kohle im eigentlichen Sinne. Es handelt sich um Kräuter, die mit pulverisiertem, getrocknetem Kuhdung gepresst werden. Sie enthalten keinerlei Chemie und entfalten selbst dann einen wohlriechenden, reinigenden Duft, wenn sie ohne Harze geräuchert werden.

Die Funktionsweise der Kräuterkohle unterscheidet sich von einer normalen Räucherkohle dadurch, dass sie ganz langsam abglimmt. Die Kohle arbeitet sich Stück um Stück vor und verwandelt das auf ihr befindliche Räucherwerk peu à peu in Rauch.

Die Kräuterkohlestückchen eignen sich sehr gut, um vor dem Einschlafen eine Räucherung durchzuführen. Die starke kurzfristige Rauchentwicklung entfällt, dafür hat man eine über zwei Stunden gleichbleibende sanfte Räucherung, ohne nachlegen zu müssen.

Räuchern auf einem Sieb mit Teelicht

In neuerer Zeit sind Siebgefäße erhältlich, die ohne Räucherkohle auskommen. Ihre Funktionsweise ist an die Aromatherapie angelehnt; die Gefäße ähneln tatsächlich den Aromalampen. Statt einer Schale mit Wasser – wie beim Verdunsten von ätherischen Ölen – befindet sich ein feinmaschiges Sieb auf dem Gefäß. Das Räucherwerk wird auf das Sieb gelegt und eine Teelichtkerze unter dem Sieb entzündet. Die aufsteigende Wärme bringt die Räucherstoffe zum Verglimmen. Dieser Vorgang ist wesentlich sanfter als Räuchern auf Kohle, da das Räucherwerk langsam verglimmt. Weniger günstig ist hier allerdings, dass alle Räucherstoffe nahezu den gleichen Abstand zur Kerze haben, obwohl sie einen unterschiedlichen Hitzegrad zur Verglimmung brauchen. Manche Räucherstoffe, zum Beispiel Mastix, verflüssigen sich während der Umwandlung so stark, dass sie durchs Sieb tropfen. Dem wird abgeholfen, indem manche Anbieter empfehlen, ein Stück Aluminiumfolie auf das Sieb zu legen, bevor es mit Räucherwerk gefüllt wird. Ich persönlich ziehe bei rituellen Räucherungen und bei Häuserreinigungen Räuchern auf Kohle vor, da die Rauchentwicklung und demzufolge die Transformation der Stoffe viel heftiger einsetzt und die Essenz der jeweiligen Pflanzen für mich deutlicher spürbar wird.

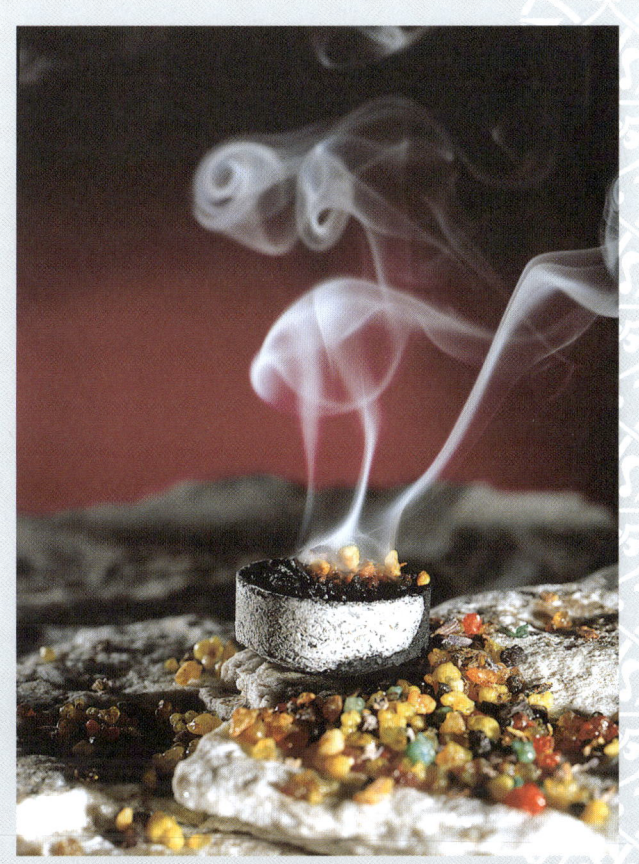

Räucherrituale

Bei manchen Räucherstoffen liegt die Kraft des Rituals in der Pflanze selbst. Deshalb gehe ich an dieser Stelle noch nicht auf Schutz-, Reinigungs- und Liebesrituale ein. Die Räucherstoffe, die dies von sich aus bewirken, werden im Kapitel »Die wichtigsten Räucherstoffe und ihre Wirkungen« beschrieben. Dort finden Sie auch Konzentrations-, Meditations- und Visionsräucherungen.

Hier möchte ich Ihnen einige weitere Möglichkeiten aufzeigen, wie Räuchern rituell erfahren werden kann und welch tiefe Wirkungen erzielt werden können. Für diese Rituale ist es sinnvoll verschiedene Räucherstoffe zu mischen.

Was ist ein Ritual?

Ein Ritual ist eine sich wiederholende gleichbleibende Handlung, an welcher wir uns festhalten können und die uns hilft einen Rahmen für unsere Absicht zu finden. Rituale beruhigen und besänftigen uns. Am besten wird dies vielleicht deutlich am Zubettgehen kleiner Kinder. Ist dies in ein Ritual eingebunden, wie z.B. vorlesen, Küsschen, Decke zuziehen, schlafen die Kleinen meist sicher und geborgen ein.

Rituale gibt es seit Anbeginn der Menschheit. Unsere Ahnen nutzten Rituale vielfach im divinatorischen Sinne. Sie banden ihre Zeremonien in einen festen Ablauf und schufen auf diese Weise ein sich aufbauendes energetisches Feld. Sobald das Ritual begann, waren alle Anwesenden sofort in das Geschehen eingebunden und eine fast andächtige Stimmung breitete sich aus.

So können auch heute noch Rituale verwendet werden, um unsere Gedanken gezielt zu lenken, einen Kanal zu feinstofflichen Welten zu finden und bestimmten Vorhaben eine intensive Wirkung zu verleihen.

❦ Loslassritual

Manchmal drehen wir uns im Kreis. Ob es nun Liebeskummer ist oder Probleme bei der Arbeitsstelle, ein unliebsamer Nachbar oder Familienstreitigkeiten – wir können gedanklich nicht loslassen. Es scheint gar etwas Magisches zu haben, denn wir *wollen* ja loslassen; wir wollen wieder unbeschwert und leicht durchs Leben gehen. Dennoch – immer wieder ertappen wir uns dabei, wie wir schon wieder an den alten Gedanken hängen, wie sich dunkle Wolken über uns zusammenbrauen und wir erneut in ein Tief stürzen. All die Gedanken bringen uns nicht vorwärts – im Gegenteil, sie verstärken unser Leid, da Gedanken die Tendenz haben, sich zu verwirklichen. So wird eine Sorge oft zu einer noch größeren Sorge, ein Leid zu einem größeren Leid.

Ein Räucherritual kann uns helfen, all das loszulassen, was wir eigentlich nicht in unserem Leben haben wollen.

Suchen Sie sich einen ruhigen Ort. Entzünden Sie die Räucherkohle und bestücken Sie diese mit Räucherwerk. Fühlen Sie die wohltuende Wirkung der Pflanzen und beobachten Sie den aufsteigenden Rauch. Legen Sie nun all Ihre Sorgen und unerwünschten Gedanken in den Rauch. Stellen Sie sich vor, wie er diese Gedankengebilde fortträgt, fort gen Himmel, wo sie sich auflösen. Sie können sich auch vorstellen, wie Sie die Gedanken abschneiden, sodass jede Rückverbindung gekappt ist. Nun versuchen Sie in die Stille zu gehen. In der Stille liegt die Kraft, aus der Stille kommt neuer Mut.

Wiederholen Sie dieses Ritual für eine gewisse Zeit möglichst täglich, und zwar so lange, bis Sie das Gefühl haben, in Ihrem Leben hat sich etwas verändert. Durch die Wiederholung festigt sich der Wille, loszulassen, und der Kosmos bekommt die Chance, Ihnen dabei zu helfen.

Rezeptvorschlag 1

1 Teil Bernstein
½ Teil Myrte
1 Teil Opoponax
1 Teil Rosenblüten
1 Teil Rosmarin

Rezeptvorschlag 2

1 Teil Dammar
½ Teil Benzoe Siam
1 Teil Galgant
½ Teil Beifuß
etwas Tolubalsam

 Abendräucherung für einen tiefen, erholsamen Schlaf

Abends vor dem Einschlafen eine Räucherung in den Schlaf-räumen durchzuführen ist eine echte Wohltat! Wählen Sie eher Räucherstoffe, die entspannend und ausgleichend wir-ken. Etwas Reinigung, etwas Schutz, viel Entspannung und etwas Balsamisches zusammengemixt, ergeben einen wun-derbaren Cocktail für einen wohligen Schlaf in einer be-schützten, gereinigten Atmosphäre.

In der Nacht löst sich die Seele oft vom Körper und wan-dert in astralen Reichen umher. Manchmal wird sie zu fein-stofflichen Tempeln geführt und dort geschult. Momentan geschieht bei Nacht auch sehr viel Auflösungsarbeit: Persön-liche Schichten werden aufgelöst, aber auch ganze morpho-gene Felder, zum Beispiel die Felder, dass Frauen besonders schutzbedürftig sind oder Männer immer stark sein müssen. Oft haben wir in diesem oder einem vergangenen Leben sol-che Felder mit genährt und stehen nun in der Verantwortung, sie gemeinsam mit anderen wieder aufzulösen, damit jeder Mensch ein selbstbestimmtes Leben führen kann. Unser Ta-gesbewusstsein bekommt von den nächtlichen Aktionen in der Regel nichts mit. Dennoch wachen wir unter Umständen am nächsten Morgen gerädert statt ausgeschlafen auf.

Eine abendliche Räucherung im Schlafraum reinigt die ener-getischen Reste und Verarbeitungen aus vorausgegangenen Nächten. Sie hüllt uns schützend ein und öffnet die Tore für andere Dimensionen. So kann sich unsere Seele schneller und sicherer vom Körper lösen und mit ihrer Nachtarbeit beginnen.

Entzünden Sie die Räucherung in demütiger Haltung. Bitten Sie die hohen Kräfte um ihren Schutz und ihre Führung während der Nacht. Stellen Sie sich vor, wie Ihre Räucherung alles Negative im Raum vertreibt und wie sich ein blaues Schutzlicht verbreitet. Laden Sie die himmlischen Wesen ein, an Ihrem Bett zu verweilen und Sie in astrale Reiche zu begleiten.

Ein ganz besonderer Räucherstoff sei hier noch erwähnt:
Maidalnüsse (Catunaregam spinosa)

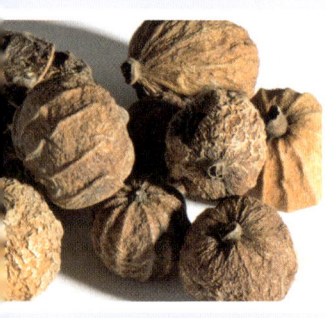

Sie wachsen im Himalaya und tragen somit die reine, hohe Energie dieser Region in sich. Sie sind ideal für eine Räucherung vor dem Zubettgehen. Sie vertreiben Albträume und verhelfen zu geruhsamen Nächten. Ihr Duft ist würzig-aromatisch und tief beruhigend. Die Nüsse sollten vor dem Räuchern zerkleinert werden (Nussknacker).

Rezeptvorschlag 1

1 Teil Olibanum
½ Teil Sandelholz
½ Teil Tonkabohne
½ Teil Lavendel
1 Stück Maidalnuss
1 Teil Sandarak

Rezeptvorschlag 2

1 Teil Myrrhe
1 Teil Tulsi
1 Teil Styrax
1 Teil Tolubalsam
½ Teil Rosenblüten
1 Teil Jatamansi

🌿 Kontakt mit Engeln

Wenn Sie gerne mit den himmlischen Heerscharen kommunizieren möchten, einen Austausch wünschen, ihnen vielleicht Ihre Probleme darlegen möchten, dann kann Räuchern Ihnen helfen, die Tore zu diesen höheren Welten zu öffnen.

Ziehen Sie sich an einen Ort zurück, wo Sie für eine Weile vollkommen ungestört sind. Entzünden Sie eine Kerze, wenn Sie möchten, und setzen Sie sich bequem hin. Nun stimmen Sie sich auf die himmlischen Heerscharen ein und entzünden das Räucherwerk, das Sie ihnen darbieten möchten. Fangen Sie einfach an, im Geiste mit ihnen zu kommunizieren. Erzählen Sie ihnen von sich, von Ihrem menschlichen Dasein – von allem, was Sie bewegt. Versuchen Sie dann ganz still zu sein, tief in sich hineinzuhorchen und die ersten aufkommenden Gedanken einfach weiterziehen zu lassen, bis Sie zu tiefer innerer Ruhe finden.

Das Engelreich wartet nur darauf, mit uns Menschen zu kommunizieren. Tief in Ihrem Innern mag allmählich ein Gefühl entstehen; ein inneres Wissen, eine Antwort auf eine gestellte Frage ist plötzlich präsent. Die Engelscharen umgeben uns immer – wir können sie nur sehr oft in all dem Trubel und unserem nach außen gerichteten Dasein nicht mehr hören. Kommen wir zur Ruhe, den Blick nach innen gerichtet und zentriert, unser Geist von Hingabe geprägt, dann öffnen sich die Tore und die feinen Energien sind wahrnehmbar. Der Duft des Räucherwerks erleichtert es uns, diese feinere Wahrnehmung zu entwickeln. Die wundervolle Atmosphäre hilft ebenso den feineren Ebenen und himmlischen Gefährten, sich uns nähern zu können, da sie in einer gereinigten Atmosphäre mit hoher Energie viel stärker präsent sein können. Vorwiegend würde ich hier folgende Räucherstoffe empfehlen: Dammar, Angelikawurzel, Alant, Styrax und Mariengras.

Rezeptvorschlag 1	Rezeptvorschlag 2
2 Teile Dammar	2 Teile Olibanum Eritrea
1 Teil Angelikawurzel	1 Teil Eukalyptus
1 Teil Sweetgrass	1 Teil Orangenschalen
1 Teil Olibanum	1 Teil Angelikawurzel
½ Teil Sandelholz	½ Teil Kampfer
	1 Teil Mistel

❧ Kontakt mit Naturgeistern und Devas

Wenn Sie Kontakt mit den feinstofflichen Wesen des Naturreiches wünschen, gehen Sie in die Natur. Ob es dabei Ihr eigener Garten, ein liebgewonnener Baum oder ein mystischer Naturplatz ist, bleibt Ihnen vorbehalten.

Rufen Sie die kleinen Naturgeister herbei und räuchern Sie ihnen zu Ehren köstliches Räucherwerk. Elfen, Feen, Gnome, Zwerge lieben die gereinigte, liebevolle, duftgeschwängerte Atmosphäre; Baumgeister und Pflanzenhelfer stimmen freudig mit ein; und es fühlt sich so an, als ob die großen Devas sich wohlgesonnen herunterneigen. Sprechen Sie mit ihnen, danken Sie ihnen für all die wundervolle Arbeit, die sie in der Natur leisten. Selbst wenn Sie die Naturwesen noch nicht fühlen oder hören können, werden diese mit Hingabe ihr Bestes tun, Ihr Stückchen Natur in ein Paradies zu verwandeln.

Ich habe in meinem Garten einen großen keltischen Feuertopf aus massivem Stahl mit ca. eineinhalb Metern Durchmesser, in dem man ein wärmendes Feuer mit Holz entfachen kann. Zu späterer Stunde, wenn das Holz nur noch glimmt, kommt die Zeit für die Räucherstoffe. Großzügig wird der Kessel mit allerlei Räucherwerk bestückt, sodass dicke, herrlich duftende Rauchschwaden über das ganze Viertel ziehen. Jedes Mal fühle ich den Freudentanz der Anderswelten, wie sie sich dazugesellen, singen und tanzen und sich ihres Daseins erfreuen. Die innere Kraft und Stärke, die tiefe Reinigung, die nebenbei noch entsteht, sind ungemein – mal ganz abgesehen davon, dass das Gärtchen sein Bestes gibt, zu blühen und zu wachsen. So ist ein kleines Paradies entstanden, in dem man seine Seele baumeln lassen kann, wo man sich regeneriert und zu innerer Ruhe und Gelassenheit findet.

Rezeptvorschlag 1

1 Teil Wacholderspitzen
1 Teil Eisenkraut
1 Teil Eichenrinde
1 Teil Zimt
2 Teile Myrrhe

Rezeptvorschlag 2

½ Teil Beifuß
1 Teil Galgant
1 Teil Olibanum
1 Teil Wacholderspitzen

🌿 Verbindung zur eigenen Urkraft

Ist es nicht unser angestammtes Geburtsrecht, den tieferen Sinn unseres Daseins erfassen zu dürfen? Tief in uns schlummert unser eigentliches Sein. Ruhig, ohne Gedanken, aber von unglaublicher Kraft *ist* es einfach. Es ist dieselbe Kraft, die uns überall unsichtbar umgibt. Diese hohe Energie wieder in sich und um sich zu finden, erneut einen Kanal zu schaffen, ist das eigentliche Ziel des spirituellen Lebens. Diese Energie befindet sich immer im Jetzt. Solange unser Geist in der Zukunft oder in der Vergangenheit weilt, entzieht sie sich unserem Bewusstsein. Wir fühlen uns getrieben, bekommen gar nicht richtig mit, was um uns herum läuft, der Kanal ist blockiert.

Nehmen Sie sich etwas Zeit. Suchen Sie sich einen Raum, wo Sie eine halbe oder eine ganze Stunde ungestört sind. Verzichten Sie in dieser Zeit auf alle elektronischen Geräte. Entzünden Sie das Räucherwerk ganz bewusst. Achten Sie auf jede Ihrer Bewegungen. Nehmen Sie bewusst wahr, wie der Rauch des Räucherwerks aufsteigt. Alle Gedanken, die kommen, lassen Sie einfach weiterziehen. Sie sind vollkommen im Hier und Jetzt. Atmen Sie das Räucherwerk tief ein und fühlen Sie die Energie und Kraft, die sich in Ihnen ausbreiten. Nehmen Sie bewusst wahr, wie sich diese wundervolle Energie in Ihnen und um Sie herum anfühlt. Danken Sie ihr, dass sie Ihnen allzeit nahe ist. Unaufdringlich, sanft und doch so stark, kann sie Wunder bewirken. Probleme beginnen sich zu lösen und Sie fühlen sich geborgen und beschützt. Es steigt eine ungeahnte, gewaltige Kraft in Ihnen auf. Diese Kraft hilft

Ihnen, die Herausforderungen des Alltags anzunehmen. Was auch immer auf Sie zukommt, Sie sind nicht allein und alles birgt einen Segen in sich.

Rezeptvorschlag 1

2 Teile Dammar
2 Teile Vetiver
1 Teil Myrtenblätter
1 Teil Myrrhe
1 Teil Eichenrinde
1 Teil Jasmin
1/8 Teil Drachenblut

Rezeptvorschlag 2

1 Teil Olibanum
2 Teile Rosenblüten
1 Teil Dammar
1 Teil Styrax
1 Teil Sandelholz

🌿 Die Raunächte

Die Raunächte wurden im heidnischen Brauchtum gefeiert. Es sind die Nächte um Weihnachten; die Überlieferungen sind nicht einheitlich, was die genaue Zeit angeht. Das Wort »Raunacht« hat unter anderem mit »Rauch« zu tun, was zeigt, dass mittels Räuchern versucht wurde, dieser rauen, frostigen Zeit den Garaus zu machen.

In dieser dunklen Zeit, so hieß es, waren allerlei ungute, erd-behaftete Geister unterwegs. Hexen ritten auf ihren Besen, und Dämonen kamen aus ihren Löchern. Um diesem Treiben ein Ende zu setzen, zog man an allen Tagen dieser Zeit mit einem dampfenden Weihrauchfass in Haus und Hof umher: Diesem Schutzkreis rund um das Gehöft trauten sich die Gestalten nicht zu nähern. Es wurden vorwiegend Bernstein, Kiefernharz, Wacholder, Beifuß und Erdrauch verräuchert, und zwar reichlich. Der Rauch sollte die dunklen Kräfte bannen und die lichten wieder anziehen. Und tatsächlich, vom 21. Dezember an werden die Tage täglich etwas länger ...

Die Zeit rund um Weihnachten ist besonders mystisch und tief. Wie die Natur, so ist auch der Mensch an diesen oftmals grauen und kalten Tagen idealerweise auf Rückzug. Früher legte man dann die Arbeit nieder und widmete sich voll und ganz dem Seelenleben. Es war die Zeit des Orakelns, der Prophetie und des Hellsehens.

Versuchen Sie, diese besondere Zeit wieder bewusst wahrzunehmen. Gleichen Sie sich dem Zyklus der Natur an und gönnen Sie sich mehr Ruhe, Selbstbesinnung und Innenschau. Räuchern in dieser Zeit ist eine Wohltat.

Rezeptvorschlag 1

1 Teil Fichtenharz
1 Teil Wacholderbeeren
1 Teil Beifuß
½ Teil Asafoetida
1 Teil Erdrauch

Rezeptvorschlag 2

2 Teile Mariengras
2 Teile Fichtenharz
1 Prise Bernstein
1 Teil Angelikawurzel

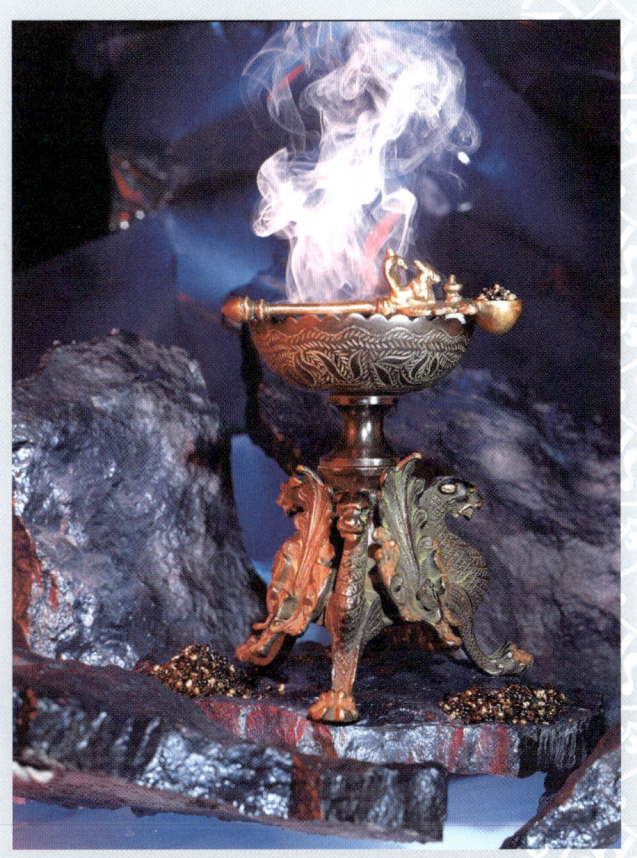

Ein Tag ohne
Dufterlebnisse
ist ein
verlorener Tag.

(Altägyptisches Sprichwort)

Die wichtigsten Räucherstoffe und ihre Wirkungen

Eine Einteilung der Räucherstoffe kann immer nur richtungsweisend sein. Jeder Räucherstoff wirkt vielfältig, sowohl auf der körperlichen als auch auf der seelischen und geistigen Ebene. Dennoch gibt es jeweils markante Merkmale, die verstärkt auftreten. Hinzu kommt das Wissen um die traditionelle, oft jahrhundertealte Anwendung.

Damit Sie Ihre eigenen Erfahrungen wiederum mit der traditionellen Anwendung und gängigen Erfahrung vergleichen können, habe ich hier einige Räucherstoffe gemäß ihrer Hauptbedeutung eingeteilt.

Die Räucherstoffe stammen aus verschiedenen Kulturen, wobei jeder einzelne für sich die Kraft der jeweiligen Bedeutung in sich trägt. Während die Indianer Nordamerikas mit Weißem Salbei arbeiteten, nahmen die Mayas für die gleichen Rituale Saumerio. Was im mystischen Indien Sandelholz ausstrahlt, finden wir in Peru in Palo Santo.

Sie müssen sich also nicht notwendigerweise in Unkosten stürzen, damit Sie Ihr Räucherritual starten können. Dennoch macht es viel Freude, die Stoffe auch zu mischen und damit zu experimentieren; deshalb füge ich jeder Sparte einen Rezeptvorschlag bei.

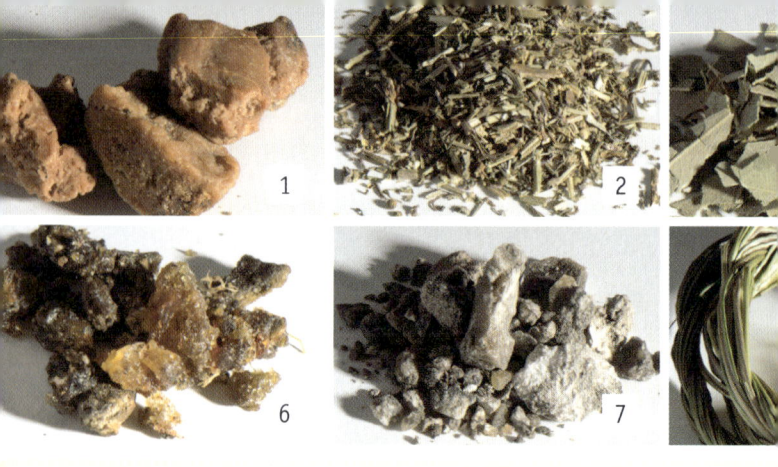

1   2

6   7

Räucherung zur Reinigung der Atmosphäre

Hier geht es nicht nur um die Vertreibung übler Gerüche, obgleich wohlriechende Räucherstoffe dies natürlich problemlos schaffen. Es geht vielmehr um eine feinstoffliche Reinigung von negativen Gedankenenergien, heftigen Emotionen oder auch niedrigen Geistwesen. Hat zum Beispiel ein heftiger Streit in Räumlichkeiten stattgefunden, kann man das noch Tage später spüren: Irgendetwas »liegt in der Luft«; man fühlt sich einfach nicht wohl und sucht das Weite. Ein besonders großes energetisches Durcheinander prägt oft Räume mit viel Publikumsverkehr, wie Praxen, Läden oder Büros. Von all den Energien, die jeder mit sich bringt, bleibt immer etwas in der Atmosphäre hängen.

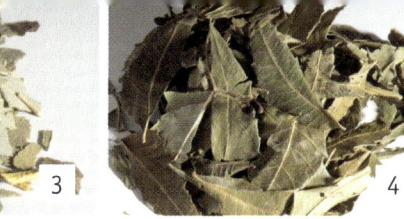
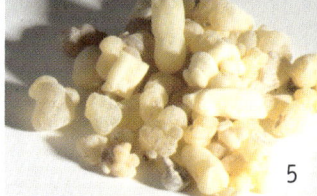

3

4

5

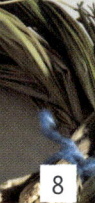

1   Asafoetida
2   Erdrauch
3   Eukalyptus
4   Neem
5   Olibanum
6   Indischer Olibanum
7   Schwarzer Copal
8   Sweetgrass
9   Weißer Salbei

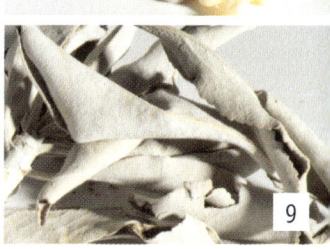

8

9

Reinigungsritual für Haus und Hof

Bei Haus- oder Raumreinigungen sollten Sie darauf achten, zuerst alle Fenster zu schließen. Dann werden die Räume dicht eingeräuchert. Nehmen Sie ein transportierbares Räuchergefäß und gehen Sie in alle Ecken und Winkel des ersten Raumes. Verfahren Sie so Raum für Raum. Hartnäckige Energien verstecken sich oft in den Ecken. Der Rauch wird alle Energien aufnehmen. Sobald der Einräucherungsprozess abgeschlossen ist, öffnen Sie alle Fenster, damit der Rauch wieder abzieht. Er wird zusammen mit den aufgenommenen Energien in die freie Atmosphäre entlassen.

Unterstützen Sie Ihre Räucherzeremonie durch die Kraft Ihrer Gedanken. Stellen Sie sich vor, wie alle negativen Energien vom Rauch aufgenommen und transformiert werden. Insbesondere wenn er abzieht, hilft die Vorstellung, dass diese Energien nun dem Göttlichen übergeben werden.

Rezeptvorschlag

1 Teil Olibanum
1 Teil Saumerio
ein wenig Asafoetida
2 Teile Wacholder
1 Teil Salbei oder Weißer Salbei
etwas Kampfer
1 Teil Sweetgrass

Vor einigen Jahren habe ich mir ein altes Haus gekauft. Natürlich wollte ich vor dem Einzug eine Reinigungsräucherung durchführen. Besonders in alten Häusern hat sich oft sehr viel wirre Energie angesammelt. So zogen wir also bei geschlossenen Fenstern mit Trommeln, Gongs (zum Aufscheuchen der Energien) und natürlich einem dampfenden Weihrauchfass von Raum zu Raum. Es war ein wunderschöner Sommertag mit wolkenlosem Himmel. Nachdem wir die Räume zweimal beräuchert hatten, öffneten wir im ganzen Haus alle Türen und Fenster, damit der Rauch abziehen konnte.
Plötzlich zog ein gewaltiger Sturm auf, der Himmel verdunkelte sich – und in meinem schönen Haus pfiff und quietschte es. Eine Glastür zerbarst mit großem Getöse. Es war, als stürmten die Geister in Windeseile davon. Wir waren nicht einmal zu dritt fähig, die Fenster rechtzeitig zu schließen.
15 Minuten später war der Spuk vorbei. Die Sonne schien in voller Pracht, kein Wölkchen war am Himmel zu sehen.
Seien Sie also unter Umständen bei einer Häuserreinigung auf einiges gefasst ...

Reinigung Ihrer Aura

Wenn wir uns in der Welt bewegen, kommt es immer zu einem Austausch von Energien. Die vielen Gedanken und Gefühle, die überall umherschwirren, hängen selbst nach einem Einkauf auch ein bisschen an uns. Noch heftiger wird es, wenn wir Menschen begegnen, die uns nicht wohlgesonnen sind, die uns zu manipulieren versuchen oder gar ein Intrigenspiel mit uns treiben.

Hier kann es sehr hilfreich sein, insbesondere abends vor dem Schlafengehen Ihre Aura von diesen anhaftenden Energien zu befreien. So können Sie sich wieder ohne Fremdbestimmung in Ihre eigene Energie begeben.

Nehmen Sie zuvor eine Dusche oder ein Bad. Wasser befreit bereits von einem großen Teil anhaftender Energien. Ziehen Sie sich danach etwas frisch Gewaschenes über, denn in Kleidung sitzen oft ebenfalls aufgenommene Energien.

Entzünden Sie nun das Räucherwerk und stellen Sie sich direkt davor. So zieht der Rauch von den Füßen über den ganzen Körper empor bis über Ihren Kopf. Achten Sie darauf, dass genügend Rauch entsteht, damit Ihr ganzer Körper eingehüllt wird. Der Rauch wird alle fremden Energien aufnehmen und forttragen. Sie können den Vorgang noch mit der Kraft Ihrer Gedanken unterstützen.

Als Räucherwerk nehme ich meist Indischen Olibanum, gemischt mit etwas Erdrauch. Weißer Salbei eignet sich ebenfalls sehr gut für eine Aurareinigung. Wenn Sie mit einem Salbeikräuterbündel arbeiten, sollten Sie eine Ihnen nahestehende Person bitten, den Rauch in Ihre Aura einzufächeln. Beim Thema »Mobbing« oder »Intrigen« empfehle ich Saumerio, gemischt mit Asafoetida und Erdrauch.

Danach ist eine Schutzräucherung empfehlenswert, damit die Energien nicht gleich zurückkehren. Das passende Räucherwerk können Sie im Anschluss auf dieselbe Kohle legen.

Asafoetida/Teufelsdreck/Asant (Ferula asafoetida)

Asafoetida ist ein bis zu drei Meter hoher Doldenblütler, dessen Heimat vorwiegend in Afghanistan und im Iran liegt. Um an das Harz zu gelangen, werden die Grünteile abgeschnitten; aus der mächtigen Pfahlwurzel tritt dann das flüssige Harz aus. Es wird an der Sonne getrocknet, sodass es fest wird.

Asafoetida ist ein wahres Wundermittel. Bei den tibetischen Schamanen wurde Asafoetida zur Austreibung von Krankheitsdämonen benutzt. Die Tibeter setzen es zur Heilung von Geisteskrankheiten und zur Geistervertreibung ein. Selbst Katholiken benutzten Asafoetida. Es gilt als das Mittel zur Vertreibung von Hexen, Dämonen, Verfluchungen und zur Teufelsaustreibungen schlechthin. Daher vielleicht auch sein Name aus dem Volksmund: Teufelsdreck. Sein Geruch ist scharf und stark knoblauchartig. Es empfiehlt sich, Asafoetida immer separat und in einem gut verschlossenen Behälter aufzubewahren, sonst durchdringt es alles mit seinem massiven Geruch.

Asafoetida ist eines der wichtigsten Harze in der ayurvedischen Medizin. Es hilft, Schockzustände aufzulösen und Panikattacken zu mildern. Es ist ein starkes Nervenstärkungsmittel. In der ayurvedischen Küche darf es nicht fehlen. Es löst Blähungen auf und hilft bei Verstopfungen, da es »Agni« anheizt, das Feuer der Verdauung. Asafoetida macht Speisen leicht verdaulich, sodass es bei Linsen- und Bohnengerichten zugefügt wird. Wenn man Asafoetida mit den Speisen verkocht, verliert es seinen beißenden Geruch und schmeckt sogar köstlich wie mit Knoblauch gewürzte Speisen.

Erdrauch (Fumaria officinalis)

Das Erdrauchkraut ist ein uraltes keltisch-germanisches Räuchermittel. Es kann in unseren Breiten leicht selbst angebaut werden. Die alten Druiden schrieben ihm wundersame Zauberkräfte zu und verwendeten es für ihre Zaubertränke.
Erdrauch wurde verräuchert, um Bannsprüche aufzulösen und Hexensprüche unschädlich zu machen. Es wurde jedoch auch von Hexen und Magiern benutzt: Sie stellten mit Erdrauch magische Räuchermischungen und verzauberte Elixiere her. Im Mittelalter wurde Erdrauch verräuchert, um den »Teufel auszutreiben« und sonstige niedrige Geister in ihre Gefilde zurückzuschicken. Wenn also wirklich heftige Energien im Spiel sind, sollte Erdrauchkraut nicht fehlen.
Es wird auch »Elfenrauch« genannt, da es in alten Zeiten oft zur Kontaktaufnahme mit den Anderswelten benutzt wurde.
Erdrauch hat einen stark rauchigen, etwas beißenden Duft. Beim Räuchern zur Reinigung kann es sehr gut mit etwas Olibanum und Kampfer vermischt werden.

Eukalyptus (Eucalyptus globulus)

Der bis zu 40 Meter hohe Eukalyptusbaum gehört zu den Myrtengewächsen. Seine Heimat ist Australien; er dient dort als Hauptnahrungsmittel der Koala-Bären. Mittlerweile wird Eukalyptus auch in vielen südlichen Gegenden angebaut.

Wegen seiner fiebersenkenden Eigenschaften wird er auch »Fieberbaum« genannt. Hierzulande kennen wir Eukalyptus vorwiegend als Medizin bei Erkältungskrankheiten, da er schleimlösend und keimtötend wirkt.

Beim Räuchern der getrockneten Blätter entsteht ein frischer, minziger und etwas krautiger Duft. Eukalyptus ist hervorragend zur Reinigung und Desinfizierung der Raumluft geeignet. Er bläst unseren Kopf frei von allerlei Ballast und bringt uns die Leichtigkeit des Seins zurück. Er hilft, Lethargie und Lustlosigkeit hinwegzupusten, und füllt uns mit neuer Energie und Tatendrang.

Zusammen mit Mastix erhöht sich die klärende, befreiende Wirkung. Versuchen Sie es einmal.

Neem (Melia azadirachta)

Neem ist ein schnell wachsender Baum, der bis zu 15 Meter hoch werden kann. Er gedeiht wild auf dem Dekkanplateau (Mittelindien), wird aber mittlerweile aufgrund seiner wirkungsvollen Eigenschaften in ganz Indien angebaut.

Seine Blätter haben eine stark reinigende und antiseptische Wirkung. Aus der ayurvedischen Medizin ist der Neembaum nicht wegzudenken. Seine Bestandteile werden zur Desinfizierung und Wundbehandlung, bei Erkältungskrankheiten und Magenverstimmung benötigt. Die Samen enthalten große Mengen an ätherischem Öl – bekannt als Neemöl.

Neemblätter reinigen beim Verräuchern die Atmosphäre von dunklen, schweren Energien. Aufgrund ihrer antiseptischen Wirkung sind sie ein wundervolles Mittel, um Räume nach Krankheiten oder auch bei Ungezieferbefall auszuräuchern.

Olibanum (Boswellia carterii)

Olibanum ist das Harz des Weihrauchbaumes, der vor allem in Arabien, Somalien und am Roten Meer vorkommt. Es ist das begehrte goldene Harz der Antike. Gewonnen wird es, indem man die Bäume anritzt und das ausquellende Harz »erntet«. Wenn wir von »Weihrauch« sprechen, meinen wir das Olibanum-Harz: Es wurde schon damals über die Weihrauchstraßen transportiert und war ein unglaublich kostbares Gut, das sowohl divinatorisch als auch medizinisch eingesetzt wurde.

Olibanum hat eine stark reinigende Wirkung. Mit seiner Lichtstrahlung befreit es die Atmosphäre von dunklen Energien und zieht die guten Geister an. Olibanum wurde in Tempeln und Kirchen geräuchert, um die Sinne für feinstoffliche Welten zu öffnen. In einer gereinigten Atmosphäre sind erhabene Gedanken viel leichter zu halten und die Tore zu Anderswelten viel offener. In der römischen Antike wurde Olibanum auch verräuchert, um den zum Teil unglaublichen Gestank und die Ausbreitung von Seuchen zu mildern.

Die drei Weisen aus dem Morgenland brachten Myrrhe, Weihrauch (Olibanum) und Gold als Geschenke zu Jesu Geburt – ein Hinweis darauf, dass Olibanum so kostbar war wie Gold. Medizinisch wird es aufgrund seiner blutverdünnenden Eigenschaft auch direkt eingenommen.

> »Es gibt Düfte, frisch wie Kinderwangen,
> süß wie Oboen, grün wie junges Laub.
> Verderbte Düfte, üppige, voll Prangen,
> wie Weihrauch, Ambra, die zu uns im Staub
> den Atemzug des Unbegrenzten bringen
> und unserer Seele höchste Wonnen singen.«

(Charles Baudelaire)

Indischer Olibanum (Boswellia serrata)

Boswellia serrata wächst hauptsächlich im Punjab-Gebiet (Nordwesten von Indien) und an einigen Orten unterhalb des Himalayas. Es ist leicht bräunlich und hat anders als der arabische Weihrauch eine etwas klebrige Konsistenz.
In den alten Schriften der »Veden« finden sich Hinweise, dass Boswellia serrata zur Vertreibung niedriger Geister verräuchert wurde. Das Harz wurde in diesen Zeiten so ehrfürchtig behandelt, dass es nur für religiöse und heilende Zwecke eingesetzt wurde. Noch heute räuchern die alten Yogis Boswellia, um die Aura und die Chakras ihrer Schüler zu

reinigen. Es erhöht die Wahrnehmungsfähigkeit und wirkt bewusstseinserweiternd. So hat es die Kraft, die Dimensionen durchlässiger zu machen.

Boswellia serrata ist ein altes ayurvedisches Heilmittel. Es wirkt desinfizierend, klärend, entzündungshemmend und fiebersenkend, aber auch beruhigend und schmerzlindernd.

Schwarzer Copal/Saumerio (Bursera ssp.)

Saumerio ist eines der wichtigsten Harze in Mexiko und Südamerika. Er wird aus einem tropischen Balsamstrauch gewonnen, der insbesondere in Mexiko weit verbreitet ist. Saumerio hat in Südamerika eine gleichbedeutend wichtige Stellung wie Olibanum im alten Arabien.

Schwarzer Copal hat etwas Geheimnisvolles. Er verströmt eine Aura der Ehrfurcht und gleichzeitig der Andacht. Schon sein Aussehen ist von dunkler Gestalt. Verräuchert entwickelt er einen angenehmen, tiefen, balsamischen Duft.

Saumerio hat die Kraft, die Atmosphäre von allem Dunklen zu befreien. Er verscheucht die Dämonen, die sich respektvoll seinem Willen zu beugen scheinen. Lichte Gestalten erfreuen sich der guten Energie und fühlen sich magisch von dem gereinigten Ort angezogen. Saumerio vertreibt auch die dunklen Schatten negativer Gedankenbilder und hilft bei depressiven Zuständen.

Die Mayas räucherten Schwarzen Copal immer vor ihren heiligen Ritualen und religiösen Festen. Dies reinigte den Ritualplatz und nährte ihn mit lichtvollen Wesen.

Sweetgrass (Hierochloe odorata)

Sweetgrass gehört zu den Süßgräsern und wird ca. 70 bis 80 Zentimeter hoch. Es wächst in den Prärieebenen Nordamerikas und in Kanada. Sein Duft ist zart, etwas süß und erinnert an Vanille. Sweetgrass hat eine feine, herzerwärmende Ausstrahlung. Die Indianer flechten es zu Zöpfen, dann wird es getrocknet. Zum Räuchern wird der Zopf unten angezündet und wieder ausgewedelt – so glimmt er langsam ab.

In Schwitzhütten gehört Sweetgrass zum Standardräucherwerk. Die guten Geister lieben den zarten Duft von Sweetgrass. Es ist bei jeder Reinigungsräucherung der Indianer mit dabei. Will man ihrem Vorbild folgen, sollte man zuerst mit Wüstensalbei oder Weißem Salbei räuchern, erst danach wird mit Sweetgrass geräuchert. Ein Lakota-Schamane beschrieb den Geist von Sweetgrass und Salbei so:

»Vom Salbei erkranken die bösen Geiste. Sie fliehen, wenn Salbei verbrannt wird. Die guten Geiste erkranken davon nicht. (…) Das Sweetgrass wird von allen Geistern als angenehm empfunden. Gute Geiste mögen es, sowie auch die Bösen. (…) Der Rauch des Sweetgrasses ist den guten Geistern willkommen. (…) Sie sind dem, der ihnen diese Darbietung bringt, wohlgesonnen. Sie werden darauf hören, was dieser sagt. Aber die bösen Geiste kommen auch, um diese Darbringung zu genießen. Daher muss Salbei verbrannt werden, damit sie erkranken. Danach benutzt man das Sweetgrass, um die guten Geiste zu rufen.« (Aus: Savinelli, »Heilende Pflanzen«)

Weißer Salbei (Salvia apiana)

Weißer Salbei sollte bei keiner Häuserreinigung fehlen. Bei einem Neubezug empfehle ich ihn grundsätzlich. Er hilft, die Energien der früheren Hausbewohner aufzulösen: Obwohl sie nicht unbedingt negativ gewesen sein müssen, gehören sie nicht zu uns, hängen in den Gemäuern und versuchen sich bemerkbar zu machen.

Weißer Salbei ist ein intensiver Reiniger. Er wurde von den Indianern als heiliges Kraut verehrt. Wenn Weißer Salbei geräuchert wurde, dann immer mit tiefer Dankbarkeit und einem Gebet. Er vertreibt negative Energien, Krankheitsdämonen und niedere Astralwesen. Dann legt er einen schützenden Ring, so weit sein Rauch sich verteilt. Er klärt aber auch das Bewusstsein und befreit von allen möglichen Anhaftungen.

Er wächst hauptsächlich im sonnigen Kalifornien zu kleinen Büscheln heran. Nach der Ernte wird er getrocknet und anschließend mit einem Faden zu einem Kräuterbündel gewickelt. Seine Handhabung ist sehr einfach: Man zündet das Kräuterbündel oben an der Spitze an und wedelt die Flamme aus. Dann kann man mit dem Bündel wedelnd durch alle Räume gehen, sodass der Rauch in jede Ecke zieht.

Er dient auch zur Aurareinigung. Dazu gehen Sie rund um die Person herum und fächeln den Rauch des Kräuterbündels in Form einer Acht in die Aura ein. Die alten Indianer haben mit dieser Technik alle Arten von Besessenheit vertrieben.

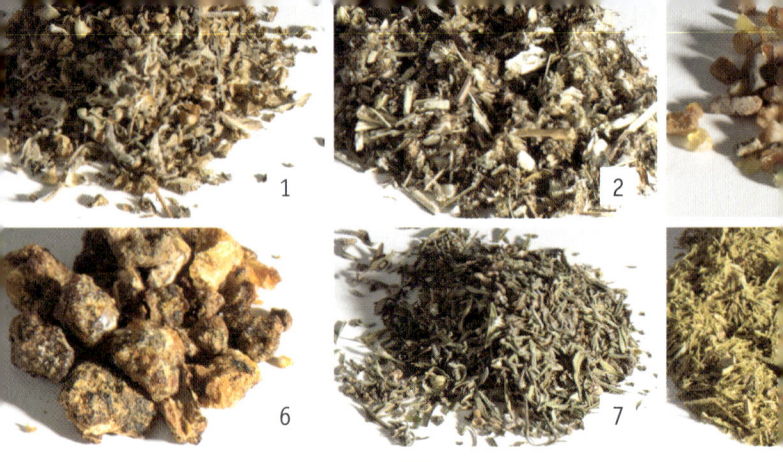

Schutzräucherungen

In den alten Traditionen wurden Pflanzenbestandteile und Harze rituell geräuchert, um Schutzräume aufzubauen. Die Energien der Welt sind viel umfangreicher, als wir es mit unseren Sinnen erfassen könnten. Viele Schwingungen existieren, obwohl wir derzeit noch nicht fähig sind, sie bewusst wahrzunehmen. Hunde hören bereits ein viel breiteres Spektrum an Frequenzen als wir. So gibt es auch Energien, die uns anzugreifen versuchen: Sie ernähren sich regelrecht von unserem Leid; sie müssen es verstärken und am Leben erhalten, da ihre Existenz davon abhängt. Diese Energien wollen Einfluss auf uns nehmen und uns schwächen, sodass wir ja nicht in lichtere Dimensionen aufsteigen, wo sie keinen Zugriff mehr auf uns haben. Deshalb sind sie darauf aus, ein in uns aufkeimendes Licht möglichst schnell zum Erlöschen zu bringen.

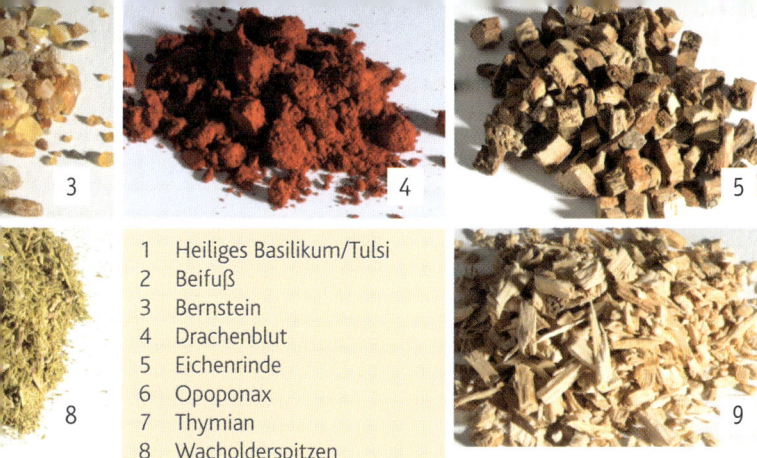

1 Heiliges Basilikum/Tulsi
2 Beifuß
3 Bernstein
4 Drachenblut
5 Eichenrinde
6 Opoponax
7 Thymian
8 Wacholderspitzen
9 Zeder

Das Räuchern der folgenden Substanzen vertreibt solche Energiewaben und hilft uns, in unserer Kraft zu bleiben. Sie bilden einen Schutzkreis um uns, sodass sich unser Licht entfalten kann.

❦ Schutzritual

Wenn möglich, führen Sie zuerst ein Reinigungsritual für die Aura (siehe S. 35) durch. Für das Schutzritual können Sie sich dann setzen. Während Sie die Räucherstoffe verglimmen lassen, stellen Sie sich vor, wie ein blauer Schutzring um Sie herum aufgebaut wird. Blau ist die Farbe des Schutzes. Meine Favoriten bei Schutzräucherungen sind Drachenblut und Bernstein, vermengt mit etwas Tulsi und Thymian.

Sie können die Reinigungs- und Schutzräucherung auch im gleichen Zuge durchführen, indem Sie die entsprechenden

Räucherstoffe zuvor mischen. Leicht untermischen lässt sich zum Beispiel Drachenblut in pulverisierter Form. Aber auch die aufgelisteten Kräuter wie Tulsi, Wacholder oder Beifuß sind schnell vermengt und sorgen für Ihren Schutz.

Rezept für Reinigung und Schutz der Aura

1 Teil Indischer Olibanum
ein paar Blätter Weißer Salbei
½ Teil Erdrauch
1 Fingerspitze Drachenblut
½ Teil Tulsi
½ Teil Wacholder
1 Teil Bernstein
½ Teil Thymian

Heiliges Basilikum/Tulsi (Ocimum sanctum)

Die Tulsipflanze wird besonders in Indien sehr verehrt: Hier sieht man sie fast überall neben den Haustüren; die Menschen sind davon überzeugt, dass sie bereits durch ihre Anwesenheit und ihren Duft negative Energien fernhält.

Geräuchert werden ihre zerriebenen Blätter. Indem man Tulsi-Rauch einatmet, findet eine tiefe Reinigung von innen her statt. Alles Fremde wird gelöst und hinaustransportiert. Dann legt sich Tulsi wie ein Schutz in und um uns, sodass fremde Energien keine Chance mehr haben. Es öffnet unsere

Herzen und unseren Geist, es reinigt unsere Aura sowie das Immunsystem. Klarheit und Mitgefühl werden gestärkt, was die Anbindung an göttliche Energien erleichtert.

Tulsi kann man übrigens auch als Tee trinken. Auch dort tut es seine Wirkung und vertreibt alles Dunkle.

Normales Tulsi aus Indien entwickelt beim Räuchern einen eher krautigen Duft. Ganz anders Tulsi aus dem Himalaya: Es hat einen wundervollen Zitronenduft, und beim Verräuchern spürt man noch die hohen Energien des Himalayas, in dessen Geborgenheit und Güte die Pflanze heranwachsen durfte.

Vor Jahren war ich unterwegs von Lucknow nach Delhi. Zuvor hatte ich ein indisches Mahl im Kreis von Freunden eingenommen, doch es bekam mir wohl nicht gut: Während der Zugfahrt litt ich unter typischen Bauchkrämpfen, mir wurde höllisch schlecht. Indienreisende kennen vermutlich dieses Gefühl, wenn sich eine heftige »Durchfall-Situation« anbahnt. Nimmt man die geeignete Medizin sofort ein, dauert es meist nur zwei Tage; andernfalls kann so eine Erkrankung gefährlich werden. Leider hatte ich meine ayurvedischen Tabletten für diese Fälle nicht dabei. Ich wusste, dass sich die Beschwerden so verschlechtern konnten, dass ich infolge von Bewegungsunfähigkeit in Delhi gar nicht aussteigen konnte. Fieberhaft überlegte ich, wie ich die Krämpfe eindämmen könnte. Da fiel mir ein, dass ich in Lucknow Tulsi-Tee geschenkt bekommen hatte. Einen Tee konnte ich mir nicht aufbrühen, aber ich konnte die Beutelchen aufreißen und den Tulsi essen. Gesagt, getan. Auf der Zugfahrt von immerhin acht Stunden kaute ich den Inhalt eines Beutelchens nach dem anderen und legte meine Hände auf die verkrampften Stellen. Die Krämpfe ließen nach und der drohende Durchfall blieb aus. In Delhi konnte ich problemlos aussteigen und mit dem Taxi zum nächsten Lieferanten fahren. Ich brauchte auch keine weitere Medizin. Am späten Nachmittag waren alle Anzeichen verschwunden. Seit jener Zeit ist meine Hochachtung vor Tulsi enorm gestiegen. Und natürlich habe ich inzwischen immer etwas Tulsi-Kräuter auf meinen Reisen dabei.

Beifuß (Artemisia vulgaris)

Beifuß ist eine der ältesten Ritualpflanzen der Menschheit. Der lateinische Name Artemisia ist von der griechischen Göttin Artemis abgeleitet, der Beschützerin von Frauen und Kindern. So hilft Beifuß denn auch tatsächlich bei Menstruationsbeschwerden und wirkt schmerzlindernd bei Geburten.

Bei den alten Germanen wurde er »Sonnenwendgürtel« genannt. Bei keinem germanischen Sonnenfest durfte er fehlen, da er Geister und Dämonen vertrieb und einen schützenden Gürtel um alle Anwesenden band.

War zum Beispiel jemand im Haus krank, wurde ein Kranz aus Beifußzweigen gebunden und dann ins Feuer geworfen. Man sagte, der Beifuß habe die Krankheit aufgenommen und im Feuer verbrannt.

Sein wärmender, beruhigender Duft öffnet unsere Sinne für Höheres. So kann man ihn auch in allen schwierigen Situationen räuchern, die eine Entscheidung erfordern. Er hilft, Altes loszulassen und Neues anzunehmen.

Bernstein (Succinum)

Bernstein ist das fossile Harz verschiedener Nadel- und Laubbäume. Dieses Harz hat sich 15 bis 200 Millionen Jahre lang in der Erde befunden, bis es durch Sedimentation wieder an der Oberfläche der Erde greifbar wurde. Gefunden wird es fast überall auf der Erde. Das Harz, das in unseren Breiten angeboten wird, stammt hauptsächlich aus dem Baltikum und der Ostsee.

Sein Duft ist eher balsamisch, harzig und zuweilen auch ein bisschen modrig.

Bernstein zu räuchern ist ein ganz besonderes Erlebnis. Man stelle sich vor: 15 Millionen Jahre und mehr ...! Selbst die ägyptische Hochkultur mit ihren Hohepriestern und Pyramiden ist gerade mal ca. 4000 Jahre alt. Es ist, als trage Bernstein die Geschichte von Mutter Erde mit allen sie bevölkernden Wesen in sich. Schon deshalb sollte Bernstein immer mit Respekt und Achtung verräuchert werden und mit dem klaren Bewusstsein, was für ein unglaublich altes Harz man gerade vor sich hat.

Bernstein lässt uns beim Verräuchern gleichsam an all seinem alten Wissen teilhaben. Mit tiefer innerer Ruhe und der Gelassenheit eines Geistes, der viel gesehen und erlebt hat, löst er Ängste in Luft auf. Wo kann es Furcht geben, wenn klar hervortritt, dass das Leben beständig weitergeht? Viele Dinge kommen und gehen, aber die Erde dreht sich immer noch. So kann uns Bernstein auch an unser eigenes altes Wissen heranführen und uns die Sicherheit geben, dass alles gut ist, so wie es ist. Er befreit unser Herz von traurigen Anwandlungen und hilft uns beim Loslassen negativer Emotionen. Den größten Schutz fühlen wir immer dann, wenn wir uns im Universum geborgen fühlen und die auf uns zukommenden Umstände mit der Gelassenheit und Weisheit eines alten Geistes betrachten.

Drachenblut (Resina draconis)

Drachenblut ist von tiefroter, glänzender Farbe. Gewonnen wird es aus dem Drachenbaum, der vorwiegend in tropischen Ländern wächst. Schon die Bäume sehen aus wie aus einer mystischen Anderswelt.

Drachenblut hat eine kraftvolle Wirkung. Es wird geräuchert, wenn man sich vor niedrigen Dämonen, Krankheitsgeistern und negativen Energien schützen möchte. Vielleicht daher der Name: Wie ein Schutzdrache behütet es uns, und wie ein Torwächter lässt es nur Energien durch, die eine bestimmte Schwingung erreicht haben.

Es hat auch einen stark erdenden Effekt und wirkt dank seiner roten Farbe ausgezeichnet auf das Wurzelchakra.

Drachenblut riecht beim Verräuchern eher rauchig und harzig. Man kann es jedoch hervorragend mit anderen Harzen mischen. In Verbindung mit Olibanum zum Beispiel verstärkt es dessen reinigende Wirkung.

Drachenblut ist im Handel leider nicht ganz günstig, aber es lohnt sich auf alle Fälle, damit zu experimentieren.

Eichenrinde (Quercus)

Die Eiche gilt bei den Germanen als der König der Bäume. Seine mächtige Ausstrahlung, seine Kraft und Stärke vermitteln uns Schutz und Geborgenheit. Sie wächst vorwiegend in Amerika und Europa. Ihre Wurzel gleicht einem Pfahl, der tief in den Boden rankt. Nicht umsonst sagt der Volksmund: »Er steht da wie eine Eiche«, also unerschütterlich, stark und ohne zu wanken.

Die Eiche war der heilige Baum des germanischen Gottes Thor und des keltischen Gottes Taranis. Die Römer verehrten sie, da sie Zeus geweiht war.

So war sie seit ältester Zeit ein Objekt der Anbetung, ein Baum von Priestern und Schamanen. Ihr keltischer Name »duir« scheint mit unserem Wort »Tür« verwandt zu sein, denn die Eiche war immer auch ein Tor zur anderen Welt, zu unseren Ahnen und Wurzeln.

Eichen enthalten einen hohen Anteil an Gerbsäuren und wirken somit zusammenziehend. Sie haben entzündungshemmende und keimtötende Eigenschaften.

Wenn wir Eichenrinde verräuchern, geht etwas von ihrer Kraft und Stärke, ihrer Geradlinigkeit und Widerstandsfähigkeit auf uns über. Der gewaltige Deva der Eiche scheint schützend über uns zu stehen, seine Kraft in uns einfließen zu lassen und Himmel und Erde zu verbinden.

Da der Duft der Eiche recht schnell verfliegt, ist es ratsam, die Räucherung mit etwas Harzen zu mischen.

Opoponax (Commiphora erythraea)

Opoponax ist eng mit der Myrrhe verwandt. Beide gehören zur Familie der Burseraceae-Gewächse (Balsambaum-/Seifenbaumartige Gewächse). Der große Tropenbaum wächst hauptsächlich in Äthiopien und Somalia. Opoponax duftet wunderbar balsamisch, mild, süß und leicht.

Beim Räuchern wirkt Opoponax tief in unser Seelenleben und unseren Geist. Es schärft unsere Sinne, während wir uns beruhigen und Ballast loslassen können.

In vielen Kulturen wurde Opoponax zur Vertreibung negativer Energien und zum Schutz verräuchert. Seine Kraft hüllt uns ein, sodass nichts Negatives mehr durchdringen kann; gleichzeitig stärkt es uns für höhere Wahrnehmungen und stößt die Türen zu anderen Dimensionen auf. In dieser Energie fühlt sich keine Negativität mehr wohl.

Thymian (Thymus)

Thymian – eine Heilpflanze mit wahrer Wunderkraft – ist ursprünglich in Südeuropa und im Kaukasus beheimatet; er kann jedoch in fast allen Breiten gepflanzt werden. Wer einen Kräutergarten besitzt, sollte ihn unbedingt selbst anbauen.

Sein Name stammt aus dem Griechischen: »thymos«, das heißt »Lebenskraft«. Die Pflanze symbolisiert somit Stärke und Kraft. Schon die römischen Legionäre badeten in Thymian, um sich dessen Schutzkraft zu eigen zu machen, bevor sie in die Schlacht zogen. Sowohl die Griechen als auch die

Römer räucherten Thymianzweige, um sich zu stärken und unter dieser Schutzaura mutig neue Wege zu gehen.

Medizinisch gesehen wirkt Thymian antibakteriell und entzündungshemmend, schmerzstillend, krampf- und schleimlösend. Seine stärkste Wirkung hat er auf die Atemwege; er wird aber auch bei Verdauungsbeschwerden, Hautkrankheiten, Gelenkbeschwerden, in der Frauenheilkunde und bei Nervenbeschwerden eingesetzt.

Wegen seiner starken Heilkraft auf die Atemwege kombiniere ich die Räucherung immer mit der Aktivierung der Thymusdrüse: Sie ist für unser Immunsystem zuständig; dort sitzt ein gewaltiges Kraftpotenzial für unseren gesamten Organismus. Wenn Sie müde und kraftlos sind, versuchen Sie einmal die Thymusdrüse drei Minuten lang leicht anzuklopfen, um sie zu stimulieren, und nebenbei Thymian zu räuchern. Sie werden spüren, wie Ihre Kraft innerhalb kurzer Zeit zurückkehrt.

Thymian entfaltet seine schützende Kraft, indem er uns beruhigt und gleichzeitig stärkt. Er lädt uns auf und mobilisiert unsere Stärken, sodass wir mit einer undurchdringlichen Aura unseren eigenen Weg gehen können.

Wacholder (Juniperus communis)

Wacholder ist vielleicht eines der ältesten Räuchermittel der Menschheit. Er ist weit verbreitet und wächst in Amerika, Europa und im Himalaya.

Sowohl die alten Germanen wie auch die Schamanen des Himalayas und die Indianer wussten und wissen um die kräftigen Wirkungen des Wacholders. Er wurde zu rituellen, magischen und medizinischen Zwecken genutzt. Seine Kraft klärt und stärkt unseren Geist; alles niedrig Schwingende ergreift die Flucht, und wir selbst sind gestärkt, den Widrigkeiten des Lebens zu trotzen.

Die alten Germanen nutzten Wacholder, um sich vor bösen Geistern, Hexen und dem Teufel zu schützen. Im Mittelalter wurde Wacholder zur Desinfizierung von Räumen verwendet. Er galt als Schutz vor ansteckenden Krankheiten.

Für die Indianer Nordamerikas war Wacholder einer der wichtigsten Räucherstoffe. Sie räucherten ihn, um böse Zauberkräfte zu vertreiben und ihre Volksstämme zu schützen. So trugen sie auch oft ein mit Wacholder gefülltes Säckchen bei sich, um sich vor fremden Energien und unguten Geistern zu schützen. Heute noch wird in Schwitzhütten Wacholder geräuchert, da durch starkes Schwitzen sehr viele anhaftende Energien freigesetzt werden, die es aufzulösen gilt.

Die Schamanen Nepals verehren ihren Hochgebirgswacholder. Sie räuchern ihn, um Krankheiten und Dämonen zu vertreiben. Bei keiner Zeremonie darf er fehlen, da er auch die Schamanen selbst bei ihrer Arbeit beschützt und reinigt.

Zeder (Cedrus)

Die Zeder gilt in vielen Kulturen als der heilige Baum Gottes. Schon der große, erhabene Wuchs einer Zeder, ihr warmer Duft und die Reinheit, die sie ausstrahlt, lassen uns die lichten Höhen und die Erhabenheit himmlischer Gefilde erahnen. Ihr Schutz ist somit auch von sanfter Natur und dennoch sehr stark – so wie klare, reine Worte oft tiefer wirken als Geschrei. Sie klärt unseren Geist und stärkt unsere Intuition, gibt uns neues Selbstvertrauen und scheucht negative Gedanken fort. So gestärkt, kann uns das menschliche Dasein nicht mehr viel anhaben und wir sind bereit, lichtere Dimensionen zu beschreiten.

Auf der irdischen Ebene hilft Zedernduft auch ganz profan gegen Motten und allerlei Mikroben. Ein Bett aus Zedernholz wird sogar medizinisch empfohlen, um der Mikrobenwelt in Matratzen Einhalt zu gebieten. Zusätzlich beschert uns der ausdünstende feine, weihrauchartige Duft eine gute Nachtruhe und verbindet uns im Schlaf mit höheren Ebenen.

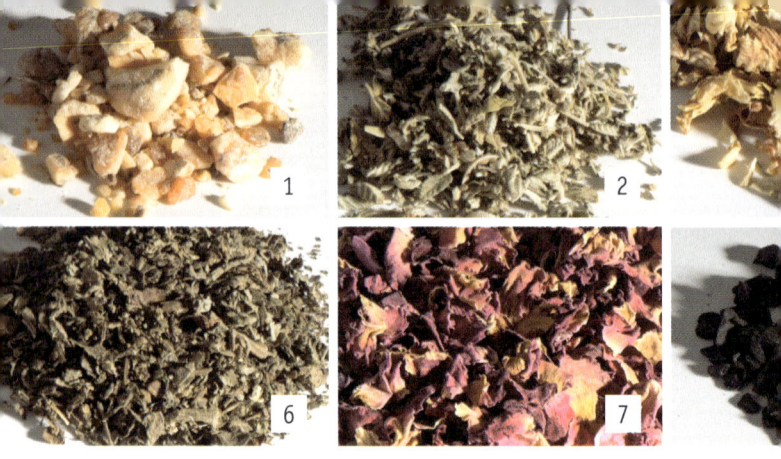

Liebesräucherungen

Es ist kein Geheimnis, dass Düfte eine entscheidende Rolle in zwischenmenschlichen Beziehungen spielen. Daher auch der Ausspruch »Den kann ich nicht riechen«. (Laut Studien lassen sich Frauen häufiger scheiden, wenn ihre Ehemänner nach langen Jahren plötzlich ihr Rasierwasser wechseln ...) Seit Urzeiten versucht der Mensch, betörende Stimmungen mittels Duft zu erzeugen. Im alten Ägypten wurde zum Beispiel die Schlafstatt zunächst mit allerlei angenehmem Räuchermittel beduftet, um dann zusätzlich wohlriechende Öle zu verwenden, sodass einem sinnlichen Vergnügen nichts mehr im Weg stand. Bestimmte Räucherstoffe schaffen eine wundervolle, aphrodisierende Stimmung. Die Sinne öffnen sich und wir werden empfänglich für die pulsierenden, feinen Schwingungen von Herz zu Herz.

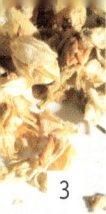
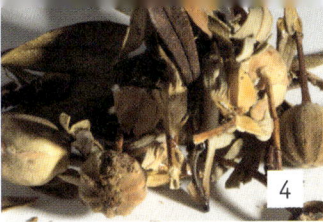
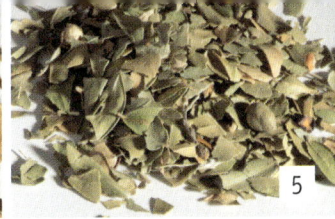

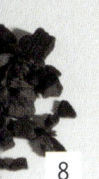

1 Benzoe Sumatra
2 Damiana
3 Jasmin
4 Labdanum
5 Myrte
6 Patchouliblätter
7 Rosenblüten
8 Styrax
9 Tonkabohnen

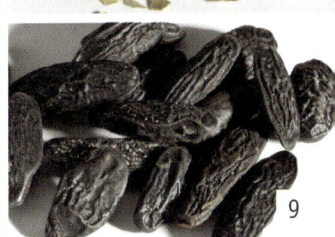

❦ Liebesritual

Zaubern Sie sich eine liebevolle Atmosphäre, in welcher das Pflänzchen der Liebe wachsen und gedeihen kann. Lassen Sie Kerzen leuchten und im Hintergrund eine zarte Melodie erklingen. Entzünden Sie das Räucherwerk der zarten Düfte und fühlen Sie, was geschieht. Am schönsten ist es, dieses Ritual zu zweit durchzuführen.

Rezeptvorschlag

Für Liebesräucherungen empfehle ich, verschiedene Räucherstoffe zu mischen. Experimentieren Sie einfach mit den folgenden balsamischen Düften. So wird Ihr Herz tief berührt und die Schwingungen der Liebe verzaubern Ihr ganzes Sein.

1 Teil Benzoe Sumatra
1 Teil Styrax
1 Teil Rosenblüten
1 Stück Tonkabohne (gerieben)
½ Teil Patchouli
½ Teil Jasmin
1 Teil Labdanum

Benzoe Sumatra (Styrax tonkinensis)

Benzoe Sumatra wird aus einem Baum gewonnen, der auf Sumatra und Java wächst. Sein herrlicher vanilleartiger Duft wirkt leicht aphrodisierend und erwärmend. Benzoe Sumatra öffnet unsere Herzen und hüllt uns in die Süße des Lebens ein. Außerdem regt es die Fantasie und Inspiration an.
Benzoe wird schon von alters her wegen seiner wohltuenden Eigenschaften verräuchert. Es ist auch ein Grundstoff in der Räucherstäbchenproduktion, da sein Duft sehr intensiv und äußerst lang anhaltend ist. Aber Vorsicht, atmen Sie nie eine tiefe Brise direkt über dem Räuchertöpfchen ein! Benzoe entwickelt zwar einen wunderbaren Raumduft – zu direkt führt es allerdings in einer Schärfe eher zu einem Hustenanfall.

Damiana (Turnera diffusa)

Damiana ist ein Strauch mit starker Heilwirkung, der vorwiegend in Mittelamerika und Mexiko wächst. Nicht umsonst

leitet sich sein Name vom heiligen Damian ab, dem Schutz-
patron der Apotheken.

Damiana wird seit Urzeiten in Mexiko für Liebestränke verwendet. Man sagt, die Mayas verwendeten Damiana als Aph-
rodisiakum und Potenzmittel.

Beim Räuchern verströmt es einen süßlichen, leichten, weichen Duft. Es wirkt anregend, stimmungsaufhellend und
sanft euphorisierend. Damiana verbreitet eine erhellende,
liebliche Atmosphäre. Es hilft bei allerlei sexuellen Störungen,
da es die Energien wieder zum Fließen bringt und die Herzen
öffnet.

Jasmin (Jasminum officinale)

Jasmin hat seine natürliche Heimat im Himalayagebiet, in
Nordindien und Teilen Chinas. Inzwischen wird das strauch-
artige, bis zu 10 Meter hoch kletternde Gewächs fast überall
angebaut.

In Indien wird Jasmin »Königin der Nacht« genannt, da sich
sein betörender, blumiger, sinnlicher und weicher Duft vorwiegend nachts entfaltet. Jasmin wird von alters her in der
Parfümindustrie verwendet.

Sein Duft wirkt beruhigend, löst Ängste auf und reduziert
Hemmungen. Dadurch fallen Blockaden und wir können unser Herz weit öffnen, seine aphrodisierende Wirkung genießen und uns einem sinnlichen Erleben hingeben. Kein anderer Duft wird so sehr mit Sinnlichkeit, Weiblichkeit und Erotik
verknüpft.

Getrocknete Jasminblüten sollten zusammen mit Styrax oder Benzoe verräuchert werden, da sich der Jasminduft sehr schnell entfaltet und danach nur noch etwas strohig vor sich hin glimmt. Die Essenz des Duftes ist allerdings bereits im Raum vorhanden und wird seine Wirkung zeigen.

Labdanum (Cistus ssp.)

Labdanum hat einen fantastischen aromatischen, balsamischen Duft. Weit öffnet er unsere Herzen und hüllt uns wärmend ein. Die Verzauberung lässt ein Knistern entstehen, in das wir hineinstürzen möchten. Labdanum war schon im Altertum der Liebesgöttin Aphrodite geweiht. Die Damenwelt der Antike parfümierte sich in Labdanum-Rauch, um ihre Sinnlichkeit zu unterstützen.

Man kann die ganzen, mit dem herrlichen Harz klebrig überzogenen Blätter oder das Balsamharz in reiner Form räuchern. Dieses Harz ist allerdings sehr zähflüssig und ein bisschen schwierig auf die Kohle zu bringen.

Labdanum hat außerdem sehr heilende Wirkungen. So wurde es im Altertum zur Heilung von Wunden verwendet. Es hilft auch bei Erkältungen.

Myrte (Myrtus communis)

Die Myrte, ein immergrüner Strauch, der bis zu vier Meter hoch wachsen kann, ist im ganzen Mittelmeerraum und auf den Kanarischen Inseln verbreitet. Sie ist eine sehr alte Pflanze, die bereits im Altertum bekannt war und auch kultiviert wurde.

Beim Räuchern der getrockneten Blätter entwickelt sich ein würziger, aromatischer Duft mit einer Brise köstlicher Süße.

Die Myrte ist der Liebesgöttin Aphrodite geweiht und symbolisiert Reinheit, Schönheit und immerwährende Liebe, die über den Tod hinausgeht, sowie Ehe und dauerhafte Partnerschaft. Noch heute werden Myrtenkränze zu Hochzeiten gebunden und getragen.

Myrteduft öffnet tatsächlich unsere Herzen. Er heilt unsere seelischen Wunden, die bei Liebesunglück entstanden sind, und macht uns frei für einen guten Neuanfang ohne alte Blockaden.

Da sich der Myrteduft beim Räuchern sofort freisetzt und danach nur noch kokelnde Reste weiterräuchern, ist es hilfreich, Myrte mit Styrax oder Benzoe zu mischen.

Myrte wurde auch von jeher medizinisch verwendet. Sie hilft bei allen Erkältungserscheinungen, Infekten, Atemwegserkrankungen und Hautunreinheiten.

Patchouli (Pogostemon patchouli)

Die Patchoulipflanze, die in weiten Teilen Asiens kultiviert wird, ähnelt in gewisser Weise unseren heimischen Minzen. Sie gehört zu den Lippenblütlern und wird bis zu einem Meter hoch.

Ihr schwerer, sinnlicher Duft wirkt betörend und verführerisch. Geräucherte Patchouliblätter prägen die Atmosphäre des gesamten Raumes. In den 1960er- und 70er-Jahren hatte der Patchouli-Duft seine absolute Hochzeit. Er verbindet uns auf atemberaubende Weise mit unserer eigenen Sinnlichkeit und der ausschweifenden Lebendigkeit von Mutter Natur.

Für Liebesräucherungen kann man Patchouli auch gut mit Myrrhe mischen. Beides stärkt das Sinnliche, Weibliche in uns.

Rosenblüten (Rosa damascena)

Die Rose gilt von alters her als Sinnbild für die Liebe. Rosenduft beflügelt unsere Sinne. Wunderschön, verführerisch und sinnlich, ist sie uns von Mutter Natur gegeben; sie symbolisiert zugleich tiefe Reinheit und Edelmut. Um ihren Duft vollends zur Entfaltung zu bringen, kann man ihre getrockneten Blätter räuchern. Anders als bei Rosenöl oder Rosenparfüm wird hier die Himmelsgabe durch vollkommene Umwandlung wieder zurückgegeben. Diese Transformation verwandelt auch ein Stück weit uns selbst.

So liegt sie feinstofflich in der Luft und betört uns mit ihren Gaben. Sie öffnet unsere Herzen, sodass wir mit ganzer Hingabe erliegen. Rosenblüten sollten in keiner Liebesräucherung fehlen.

Sie lässt sich gut mit balsamischen Harzen, zum Beispiel Myrrhe, mischen.

Erfülle deine Wohnstätte
mit einer Vielzahl von Düften
wie Moschus und mit den
Wohlgerüchen von Rosen, Orangen-
blüten, Narzissen, Jasmin,
Hyazinthen und Nelken …
Fülle das goldene Räuchergefäß
mit grüner Aloe und Ambra …
Wenn der Räucherdampf stark
genug ist, lass deine Angebetete
kommen. Sie wird es genießen,
diese Düfte einzuatmen …,
und am Ende wird sie
in Verzückung geraten.

(Sheik Nefzawi)

Styrax (Liquidambar orientalis)

Der Styraxbaum wächst vorwiegend im asiatischen Raum. Schon früh gehörte sein Harz zu den begehrten Räucherstoffen, die auf den alten Handelswegen bis Ägypten gelangten. Styrax hat einen wundervollen, balsamischen, vanilleartigen Duft. Er füllt den Raum mit einem Hauch Erotik und Sinnlichkeit und ist hervorragend geeignet, eine romantische, liebevolle Stimmung zu kreieren. Zudem befreit er uns aus den Alltagssorgen und ermöglicht es, sich ganz auf das Geschehen einzulassen und sich den zarten Schwingungen der Liebe hinzugeben. Styrax bekommt man als Harz oder als Styraxblätter – beide versprechen ein unvergessliches Erlebnis.

Tonkabohnen (Dipteryx odorata)

Der Tonkabaum wird bis zu 20 Meter hoch und wächst in Venezuela, Brasilien und Nigeria. Sein Same, die Tonkabohne, ist die Königin unter den balsamischen Duftspendern. Ihr weicher, mandelartiger, venusischer Duft harmonisiert unser ganzes Sein und macht uns bereit, unser Herz vertrauensvoll zu öffnen. Unsere Stimmung hebt sich merklich an. Zum Räuchern empfiehlt es sich, die Tonkabohne in kleine Stücke zu brechen oder auf einer Reibe zu raspeln.

Die Tonkabohne gilt als Glücksbringer. Tragen Sie eine ganze Bohne bei sich, dann steht Ihr Vorhaben unter einem guten Stern. Man kann die Bohne auch einpflanzen und sehen, wie der damit verbundene Wunsch Gestalt annimmt und wächst.

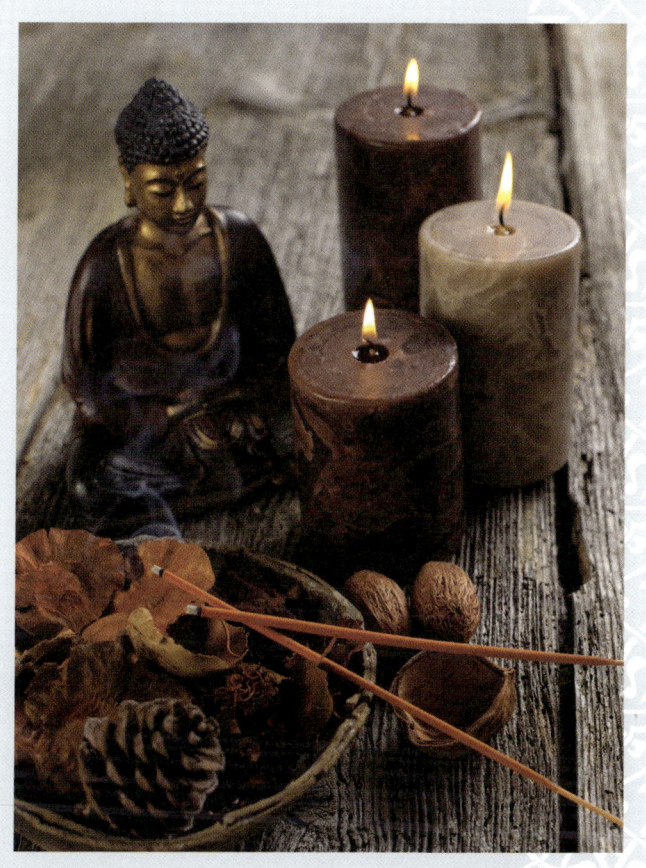

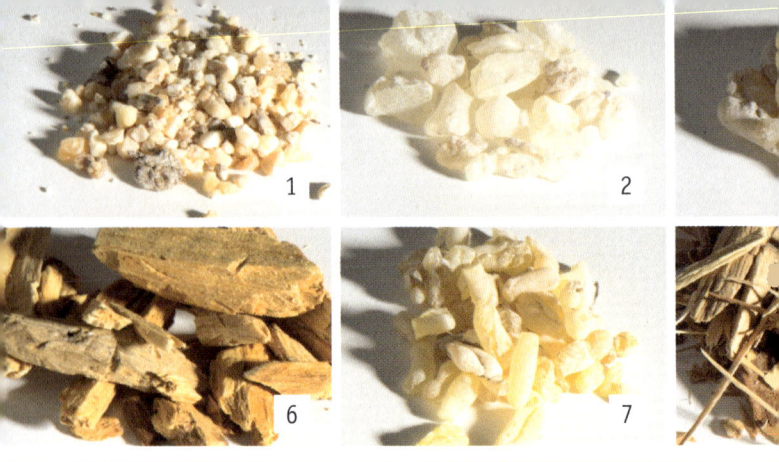

Meditations- und Entspannungsräucherungen

Durch die transformierende Kraft mancher Stoffe können wir tiefe Entspannung erreichen. Der Geist kommt zur Ruhe, wir gelangen in unsere eigene Mitte zurück. Wenn wir das Gefühl haben, die Welt bricht über uns zusammen, wir bewältigen den Alltag nicht mehr; wenn wir zu stark im Außen verankert sind und selbst unsere freie Zeit einem strengen Terminplan folgt, dann brauchen wir Abstand. Wir brauchen Ruhe und Zeit, um in uns selbst hineinzuhorchen, sowie Stille, um einfach »sein« zu dürfen. Die Menschen mit schweren Erschöpfungszuständen weisen deutlich darauf hin, dass unsere Gesellschaft dem Diktat einer hektischen globalisierten Welt nicht länger folgen sollte.

Schon der Vorgang des Räucherns, das einläutende Ritual, beruhigt und besänftigt uns. Manche Pflanzen und Harze helfen

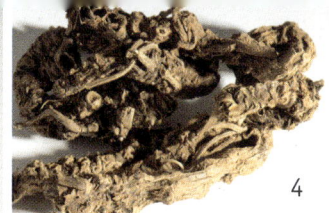
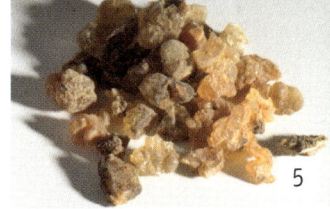

3   4   5

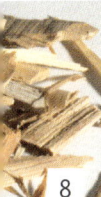

1 Benzoe Siam
2 Dammar
3 Guggul
4 Jatamansi / Indische Narde
5 Myrrhe
6 Palo Santo
7 Sandarak
8 Sandelholz
9 Tolubalsam

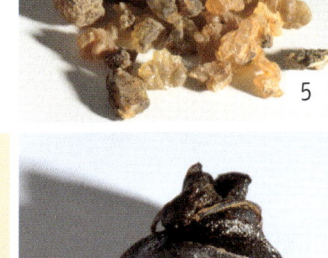

8   9

uns über ihren Duft unglaublich, wieder tiefe Ruhe und innere Kräfte zu spüren. Durch das Einatmen des transformie-
renden Rauches setzt sofort eine beruhigende, klärende und
stärkende Wirkung ein.

❧ Ritual für Meditationen

Um eine Meditation einzuleiten, kann es hilfreich sein, dies
mit einem Räucherritual zu verbinden. Durch das Räuchern
stimmen wir uns auf das Geschehen ein, und tief in uns beginnen wir bereits zu entspannen. Die Pforten für die Innenschau werden geöffnet und meditative Zustände leichter
erreicht. Besonders wichtig ist hier die regelmäßige Wiederholung. Bei jeder weiteren Meditation gleiten Sie leichter in
einen Entspannungszustand.

Suchen Sie sich einen Platz, an dem Sie regelmäßig meditieren möchten und der nicht von anderen Menschen frequentiert wird; dort bewahren Sie auch Ihre Räucherutensilien auf. Meditative Schwingungen bauen sich auf. Ihr Meditationsplatz wird bald ein Ort der Ruhe und Transzendenz sein. Sind Sie unruhig und abgekämpft, reicht oft bereits das Betreten Ihres Meditationsplatzes, um sich wohler zu fühlen. Die Ruhe des Platzes wird Sie einhüllen und durchdringen.

Setzen Sie sich bequem, aber aufrecht hin (möglichst im »Schneidersitz«). Entfachen Sie das Räucherwerk und atmen Sie tief ein. Sie können auch einige Atemübungen (Pranayamas) durchführen. Dies wird die Wirkung der Räucherstoffe tief in Ihr Körpersystem bringen. Beginnen Sie nun mit Ihrer Meditation.

Rezeptvorschlag 1

1 Teil Sandelholz
1 Teil Guggul

Rezeptvorschlag 2

1 Teil Benzoe Siam
1 Teil Palo Santo
½ Teil Styrax

Benzoe Siam (Styrax benzoin)

Benzoe Siam wird aus einem Baum gewonnen, der vorwiegend im südöstlichen Asien wächst. Das Harz hat einen wundervollen balsamischen, vanilleartigen Duft. Es ist heute noch häufiger Bestandteil in Räucherstäbchen.

Achten Sie darauf, dass Sie zu Beginn einer Räucherung mit Benzoe den Rauch nicht zu sehr inhalieren, da er anfangs auch sehr beißend für Nase und Lunge sein kann. Dafür hält der sich entwickelnde Vanilleduft sehr lange an.

Benzoe Siam beruhigt und entspannt; dank seines köstlichen Duftes ist es ein Fest für die Sinne. Es lässt uns die kleinen und großen Sorgen des Alltags vergessen und hüllt uns in die Geborgenheit des Kosmos ein.

Bei Meditationen löst es uns aus dem Alltagsgeschehen und bringt uns wieder auf den Punkt. Konzentration und innere Öffnung geschehen fast von selbst. Wenn der Gedankenfluss erst einmal abbricht, können wir sehr tief in uns selbst hineinfühlen und unser wahres Sein erspüren.

Bei medizinischer Anwendung heilt Benzoe Hautwunden, hilft bei Erkältungsbeschwerden und ist krampflösend.

Dammar (Shorea wiesneri)

Dammar ist das Harz des Shoreabaumes, der vorwiegend in Indien und Malaysia beheimatet ist.

Es ist so licht und hell, sein Duft so wunderbar frisch und zitronig, dass es uns aus tiefsten Verstimmungen und seelischen Verletzungen hervorholen kann. Es schafft gleichsam eine starke Verbindung zu höheren Dimensionen, die uns dann hilfreich zur Seite stehen. Deshalb wird Dammar häufig bei Engelräucherungen verwendet. Es beruhigt uns mental und lässt uns an traurigen Tagen die Welt wieder im Licht sehen. Es fördert auch Hellsichtigkeit und erleichtert die Sicht auf andere Dimensionen. Sein Rauch ist wie ein Lichtstrahl aus dem Himmel.

Guggul (Commiphora mukul)

Der kleine Guggulbaum wächst hauptsächlich in Indien. Das Harz des Baumes ist besonders wichtig in der ayurvedischen Medizin. Es gilt als Nerventonikum und Verjüngungsmittel, hilft bei Heuschnupfen und verstopfter Nase. Bei der Einnahme unterstützt es den Verdauungstrakt und wirkt entblähend. Guggul wird auch zu rituellen und magischen Zwecken eingesetzt. In Indien wird es meist abends im Rahmen einer rituellen Zermonie in den Tempeln verräuchert. Sein Duft ist balsamisch, weich und etwas süßlich. Es reinigt die Atmosphäre im Außen so stark, wie es auch unsere Innenwelt klärt. Vor Meditationen oder zur Beruhigung ist es äußerst ratsam, Guggul zu verräuchern. Es transformiert dunkle Energien und füllt die Räume mit einer lieblichen Atmosphäre. Guggul sollte in keinem Räucherhaushalt fehlen.

Jatamansi/Indische Narde (Nardostachys grandiflori)

Jatamansi, ein knorriges Gewächs, das in den Höhen des Himalayas zu Hause ist, wird auch »Himalaya-Baldrian« genannt Es verströmt bereits von Weitem seinen baldrianähnlichen, balsamischen, etwas süßen Duft.

Jatamansi besänftigt erregte Gemüter und ist damit eine bessere Alternative zu chemischen Beruhigungsmitteln. Verräuchern Sie Jatamansi, und eine wundervolle Ruhe breitet sich in Ihnen aus. Ihre Geisteskräfte werden gestärkt und das Bewusstsein erweitert sich. So finden Sie leicht wieder Ihre Balance und in Ihre eigene innere Mitte und gehen gestärkt aus der zuvor belastenden Situation hervor.

Aus der ayurvedischen Medizin ist Jatamansi nicht wegzudenken. Hier wird es vor allem bei Nervenleiden und übererregten Zuständen eingesetzt.

Myrrhe (Commiphora myrrha)

Myrrhe ist ein strauchartiges Gewächs, das vorwiegend in Arabien, aber auch in Indien und Afrika vorkommt.

Myrrheharz war bereits im Altertum neben Olibanum einer der wichtigsten und auch teuersten Räucherstoffe. Es hat einen warmen, weichen, balsamischen Duft. Myrrhe hat etwas Tiefes, Geheimnisvolles, ja geradezu Mystisches. In Myrrheduft möchte man sich hineinstürzen, um in die Tiefen des ewig unerforschten Daseins hinabzutauchen.

Es heißt, Myrrhe habe die Kraft, Körper, Seele und Geist zu verbinden. Sie schärft den Blick für das Wesentliche und schafft eine Verbindung zu feinstofflichen Welten. Unser Atem verlangsamt sich, der Gedankenfluss wird beruhigt, die Zentriertheit steigt. Wunderbare Voraussetzungen für eine tiefe Meditation. Wie wichtig Myrrhe war, weist uns auch die christliche Mystik auf: Die drei Weisen aus dem Morgenland überbrachten Jesus Christus zur Geburt Myrrhe, Weihrauch und Gold – die damals wertvollsten Stoffe.

Palo Santo (Bursera graveolens)

Palo Santo ist – wie es schon der Name sagt – das »heilige Holz« Südamerikas, vergleichbar mit Sandelholz in Indien. Weil es überaus reichhaltig an ätherischem Öl ist, hat es einen etwas feuchten Charakter und ist sehr duftintensiv.
Es wächst hauptsächlich in Peru. Die Peruaner glauben, dass ihr Palo Santo starke Kräfte hat – immerhin gedeiht es auch auf sehr kargen Böden.
Es duftet wunderbar süß, warm und aromatisch. Bei den alten Andenvölkern war Palo Santo ein Hauptbestandteil der rituellen, religiösen, magischen Feste. Es hat die Kraft, negative Energien zu vertreiben und die Meditation in die Tiefe zu führen. Es beruhigt den Fluss der Gedanken, hilft Ärger aufzulösen, entspannt uns und öffnet uns für spirituelle Augenblicke.

Sandarak (Tetraclinis articulata)

Sandarak ist das Harz einer nordafrikanischen Zypresse. Es ist von klarer bis leicht weißlicher Farbe und verströmt einen wundervollen warmen, balsamischen, etwas weihrauchartigen Duft mit fruchtiger Note.
Sandarak wird oft mit Mastix verwechselt, da es fast gleich aussieht und einen ähnlichen Duft verströmt. Im Gegensatz

zum tropfenförmigen Mastix ist Sandarak jedoch eher von bröseliger Konsistenz und mehr stabförmig.

Sandarak hat eine sehr tiefe, beruhigende Wirkung auf unser vegetatives Nervensystem. Es hilft uns, zu entspannen, baut Stress ab und führt uns wieder in unsere eigene Mitte. Es ist, als ob es uns innerlich reinigt, kräftigt und stärkt – die besten Voraussetzungen also für eine tiefe Meditation. Im Übrigen kann Sandarak auch leichte Schlafstörungen beheben.

Sandelholz (Santalum album)

Sandelholzduft ist die Königin der weichen, entspannenden und orientalischen Düfte. Es wird hauptsächlich in Indien kultiviert. In alten Zeiten gab es so viel Sandelholz, dass es oft als Brennholz diente. Heute steht Sandelholz unter dem Schutz der indischen Regierung, die nur noch einen limitierten Abbau zulässt. Aufgrund seiner Knappheit ist es sehr teuer geworden – was wiederum in Anbetracht seiner fantastischen Wirkung und seines wundervollen Dufts angemessen ist.

Sandelholz eignet sich hervorragend für Meditationen, da es zu tiefer innerer Ruhe und Stille der Gedanken führt. Sein warmer, besänftigender Rauch hüllt unsere Aura ein und führt uns zu innerer Gelassenheit. Es kühlt feurige Energie ab und transformiert diese auf eine feinere Schwingungsebene. In diesem Zustand ist es leichter, höhere Dimensionen zu erfahren.

In Indien duftet jeder Tempel nach Sandelholz, da die Menschen überzeugt sind, dass sich böse Geister nicht in die Nähe von Sandelholzduft trauen.

Aus der ayurvedischen Medizin ist Sandelholz nicht wegzudenken. Es heilt Wunden, hilft bei Kopfschmerzen, Schwel-
lungen und Ekzemen. Es verscheucht Parasiten jeder Art. In
Indien wurde zum Beispiel beobachtet, dass das innere Mark-
holz eines Sandelbaumes nie von Termiten befallen wird.

Tolubalsam (Myroxylon balsamum)

Der tropische Tolubaum ist im nördlichen Teil von Südamerika beheimatet. Sein Name stammt von der Stadt Santiago de
Tolu in Kolumbien; dort wachsen auch die besten Tolubäume.
Tolubalsam hat einen feinen, vanilleartigen Duft. Zu Beginn
der Räucherung kann er auch sehr schneidend sein. Um dem
entgegenzuwirken, können Sie ihn mit etwas Copal mischen.
Der Duft des Tolubalsams hält sehr lange an; noch Tage später liegt ein feiner, vanilleartiger Hauch in der Luft.
Tolubalsam wurde von alters her auch medizinisch verwendet. Inhaliert man seinen Rauch, wirkt er schleimlösend und
antiseptisch auf die Atemwege. Er hilft bei Kopfschmerzen
und rheumatischen Beschwerden. Tolubalsam wurde auch
auf Wunden aufgetragen, um einen schnelleren Heilungspro-
zess zu erreichen.
Tolubalsam wirkt genauso gut auf unsere Seele. Wie Balsam
legt er sich auf verwundete Seelenanteile und führt uns zu
tiefer innerer Ruhe. Er spendet Trost und heilt unsere Psyche.
So eignet er sich sehr für Meditationen, insbesondere wenn
wir uns etwas angeschlagen fühlen.

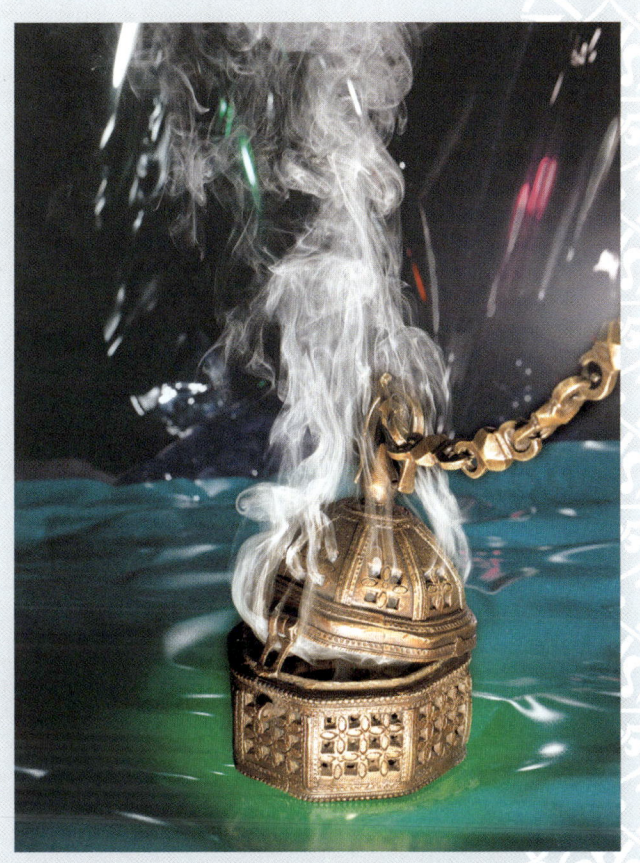

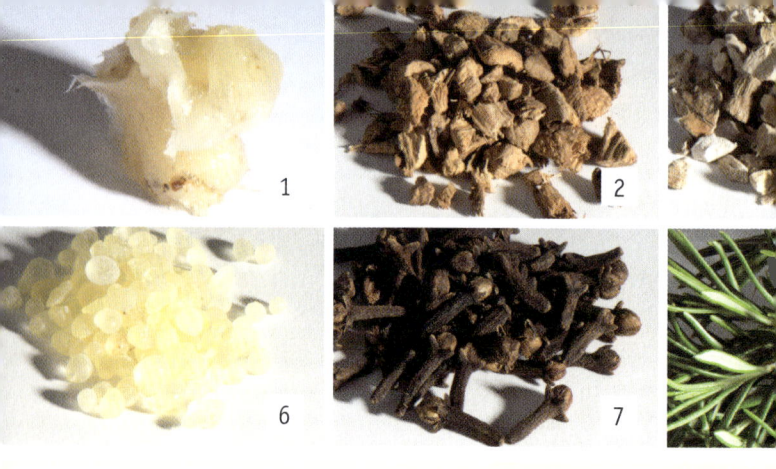

Konzentrationsräucherungen

Wenn wir zerstreut und unkonzentriert sind – sei es wegen Überlastung, wegen Nervosität bei der Prüfungsvorbereitung etc. –, kann eine Räucherung helfen, damit wir zielgerichtet unsere Aufgaben meistern. Unter Termindruck zu arbeiten, kann für manche hilfreich sein, weil sie dann erst in Fahrt kommen; doch bei vielen lässt die Konzentration wegen des Stressempfindens eher nach. Schlaflose Nächte gesellen sich dazu – wir werden von Tag zu Tag unproduktiver.

In unserer schnelllebigen Zeit ist es umso wichtiger, beruhigende Rituale zu pflegen sowie die Rückverbindung mit der Natur und deren Schätzen, die sie uns im Übermaß anbietet, zu gewinnen.

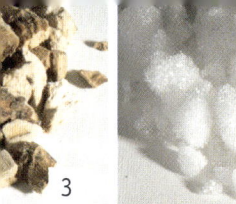
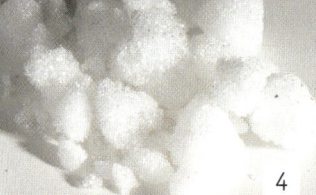
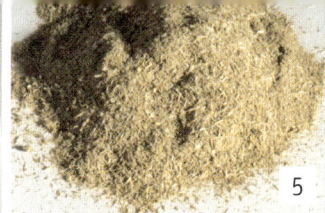

3 4 5

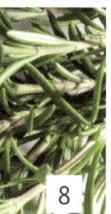
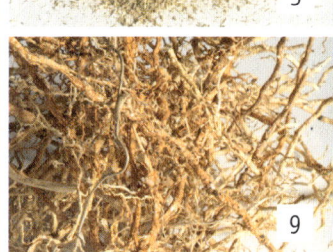

8 9

1 Elemi
2 Galgant
3 Kalmus
4 Kampfer
5 Lemongrass
6 Mastix
7 Nelke
8 Rosmarin
9 Vetivergras

❦ Ritual zur Stärkung der Konzentration

Entzünden Sie das Räucherwerk und atmen Sie den aufsteigenden Rauch tief ein. Versuchen Sie nun, zur Ruhe zu kommen. Jeder einzelne der nachfolgenden Räucherstoffe wird von sich aus die Kraft entwickeln, Ihre Gedanken zur Ruhe zu bringen, und Ihre eventuelle (Prüfungs-)Angst reduzieren. Ihr Geist wird klar und stark werden, sodass Sie konzentriert Ihre Arbeit erledigen können. Wenn Sie auf eine Prüfung lernen, kann es hilfreich sein, dazwischen einfach eine Räucherung zu entfachen und weiterzulernen. Aber auch bei den vielen sonstigen Gelegenheiten, wo wir eine Aufgabe zu bewältigen haben, können wir nebenher eine Konzentrationsräucherung entzünden. Versuchen Sie es einmal. Sie werden sehen, dass Sie viel länger bei der Sache bleiben können.

Rezeptvorschlag

Es reicht bereits ein einzelner Räucherstoff, um die gewünschte Wirkung zu erzielen. Wer es gern ausgefeilter haben möchte, kann folgende Rezeptur verwenden:

2 Teile Mastix
½ Teil Galgant
etwas Kampfer
4–5 Nelkenknospen
½ Teil Rosmarin

Elemi (Canarium luzunidum)

Elemi ist ein bis zu 30 Meter hoher tropischer Baum, der auf den Philippinen beheimatet ist. Sein Harz ist von zähflüssiger Konsistenz, sein Duft ist zitronig-waldig.

Elemi wirkt klärend und reinigend auf den Geist. Es erhöht unsere Konzentrationsfähigkeit und energetisiert unser ganzes Sein. Sein feiner Duft wirkt stimmungsaufhellend und ausgleichend auf das Gemüt.

Meist wird es zusammen mit anderen Räucherstoffen, zum Beispiel Mastix oder Olibanum, geräuchert. Um die zähe, klebrige Masse auf die glühende Kohle zu bekommen, benötigt man ein Löffelchen.

Elemi ist eine echte Spezialität – es lohnt sich, ein bisschen damit zu experimentieren.

Galgant (Alpinia galanga)

Galgant, eine mehrjährige Pflanze aus der Familie der Ingwergewächse, gedeiht vorwiegend in Indien, Indonesien und Malaysia. Geräuchert werden in der Regel ihre getrockneten und gemahlenen Wurzeln. Sie duftet sanft würzig und wohltuend erfrischend.

Galgant ist durch die Hildegard-Medizin bekannt geworden: Hildegard von Bingen empfahl Galgant bei allen schockartigen Zuständen, insbesondere bei solchen, die das Herz betreffen.

In der ayurvedischen Medizin wird Galgant zur geistigen Klärung eingesetzt. Er hilft, das rotierende, problembefrachtete Gedankenrad zu durchbrechen und die Sicht auf das Wesentliche zu stärken.

Kalmus (Acorus calamus)

Kalmus, eine schilfähnliche Sumpfpflanze, hat ihren Ursprung im östlichen Asien. Heute ist sie nahezu überall verbreitet. Sollten Sie einen kleinen Gartenteich besitzen, können Sie auch in Europa mit Kalmus experimentieren.

Die Kalmuswurzel duftet beim Räuchern aromatisch herb mit einer süßlichen Note. In Mischungen mit milderen Hölzern und Harzen wie Olibanum, Myrrhe, Sandelholz, Styrax oder Alant ist der Duft noch angenehmer.

Kalmus wird im Ayurveda aufgrund seiner revitalisierenden und reinigenden Kraft sehr geschätzt. Er gilt als Verjüngungsmittel für Geist und Nerven und wird insbesondere bei Erschöpfungszuständen eingesetzt. Zudem steigert er unsere Konzentrationsfähigkeit und stärkt unser Gedächtnis. Da er die feinstofflichen Kanäle öffnet, führt er oft sogar zur gesteigerten Wahrnehmungsfähigkeit.

Auch in der tibetischen Medizin wird Kalmus zur Geistesstärkung eingesetzt. Er ist in vielen tibetischen Räuchermischungen und -stäbchen zu finden.

Kampfer (Cinnamomum camphora)

Der bis zu 40 Meter hohe Kampferbaum wächst vor allem in China, Japan und Taiwan. In China, wo man ihn schon früh für medizinische Zwecke eingesetzt hat, wird er als heilig verehrt. Wer kennt auch hierzulande nicht all die vielen Erkältungsmittel, die Kampfer enthalten – heutzutage allerdings vorwiegend synthetischen Kampfer. Stellen Sie also beim Kauf sicher, dass es sich um natürlichen Kampfer handelt.

Er hat eine kristalline Struktur und einen sehr hohen Anteil an ätherischen Ölen. Er klärt und befreit nicht nur die Atemwege, sondern auch unsere Gedanken. Er schlägt negative Energien in die Flucht und stärkt unsere Konzentration vortrefflich. Kampfer bringt Energien zum Fließen, öffnet unsere Sinne und stärkt unser Prana (Lebensenergie).

Er hat zusätzlich eine sexuell hemmende Wirkung – weshalb er häufig in den alten Klöstern Chinas geräuchert wurde.

Lemongrass (Cymbopogon citratus)

Lemongrass wächst hauptsächlich in Indien und im Himalaya. Dort wird es auch aufgrund seiner stark klärenden Wirkung kultiviert. Wie sein Name schon verrät, hat es einen zitronigen, feinen Duft, der frische Klarheit in unsere geistigen Bereiche bringt. Eine besondere Wohltat ist hier das Lemongrass aus dem Himalaya, dem »Dach der Welt«, denn die Höhenlage verstärkt die klärenden, befreienden Eigenschaften des Lemongrasses. So wird es von den Schamanen Nepals auch zur Klärung und Befreiung von allen Geisteskrankheiten benutzt.

In der asiatischen Küche findet es Verwendung als Gewürz. Es verleiht den Speisen einen leicht zitronigen Geschmack und hilft zusätzlich bei Immunschwäche und Rheuma.

Mastix (Pistacia lentiscus)

Mastix wird aus dem Mastixbaum gewonnen, der vorwiegend in Griechenland, aber auch im ganzen Mittelmeerraum zu finden ist. Es hat eine anmutend schöne, durchsichtige Tropfenform – was bereits auf seine klärenden Eigenschaften hinweist.

Medizinisch wird es bei Entzündungen und zur Blutverdünnung eingesetzt. Auch heute noch wird Mastix zur Mundhygiene gekaut: Echtes Mastix wird im Mund zu einer zähen Masse, ähnlich einem Kaugummi. Sollte es im Mund zerbröseln, handelt es sich nicht um echtes Mastix.

Mastix ist ein fantastisches (und teures) Harz. Es reinigt und klärt die Atmosphäre sowie unseren Gedankenfluss, als würden Schleier aufreißen, damit wir klar sehen. Verräuchern wir zum Beispiel vor schwierigen Besprechungen ein wenig Mastixharz, ist schnell sichtbar, was unser Gegenüber von uns will – und umgekehrt. Dadurch werden Gespräche ehrlicher und zielgerichteter; in kürzester Zeit ist das Wesentliche herausgearbeitet. Mastix hilft, Zerstreuung aufzulösen, und lässt uns konzentriert unsere Arbeit tun. Es fördert zudem die Hellsichtigkeit und das feine Erspüren von Energien. Ich selbst liebe es, Mastix vor schwierigen Besprechungen zu verräuchern. Es hat sich immer wieder gezeigt, wie hilfreich eine Mastixräucherung eventuelle Redegewandtheit und aufgesetztes Verhalten entlarvt. Natürlich räuchere ich ihn ebenso nach der Besprechung, um den Raum wieder zu klären.

Nelke (Syzygium aromaticum)

Gewürznelken sind die Blütenknospen eines bis zu 12 Meter hoch wachsenden Baumes, der in Indonesien und auf den Philippinen wächst. Nelken sind allgemein als Würzmittel in der Küche bekannt; sie entfalten allerdings auch beim Räuchern wundervolle Wirkungen. Sie duften aromatisch würzig mit einer Brise Exotik.
Nelken klären den Geist und wirken konzentrationsfördernd. Sie verbessern das Gedächtnis und stärken seine Aufnahmefähigkeit. Auch Hildegard von Bingen setzte Nelken zur Behandlung aller möglichen Kopfprobleme ein.

Nelken wirken im Übrigen schmerzlindernd, antiseptisch und krampflösend. Ein altes Hausmittelchen ist es zum Beispiel, bei Zahnschmerzen auf einer Nelke zu kauen; dies lindert den Schmerz und lässt Entzündungen abschwellen.

Rosmarin (Rosmarinus officinalis)

Die Heimat des bis zu 90 Zentimeter hohen Rosmarin-Strauchs ist der Mittelmeerraum. Er gedeiht aber auch bei uns sehr gut und ist in den meisten Hausgärten ein willkommener Gast. Bekannt ist Rosmarin insbesondere als Würzmittel in der Küche.

Er wird seit Langem medizinisch und rituell verwendet. Seine besondere Kraft entfaltet er immer da, wo sich Umbrüche im Leben abzeichnen. Ob es nun eine Hochzeit ist oder der Tod eines geliebten Menschen – Rosmarin verleiht die Kraft, die neue Lebenssituation zu meistern.

Medizinisch gesehen wirkt er auch verstärkt auf die Kopfregion. Ob Migräne oder Kopfschmerz, zu viele wirre Gedanken bis zur Depression – Rosmarin pustet das Gehirn frei. Zusätzlich wirkt er nervenberuhigend und stärkt Herz und Kreislauf. Rosmarin sollte immer dann geräuchert werden, wenn wir einen seelischen Schmerz und alte Wunden noch nicht verarbeitet haben, wenn wirre Gedanken in uns kreisen und wir keinen Ausweg finden. Er beruhigt, der Kopf wird wieder frei und wir können mit innerer Leichtigkeit konzentriert neue Wege gehen.

Vetivergras (Vetiveria zizanioides)

Vetivergras ist eines der wichtigen ayurvedischen Heilkräuter. Es gehört zu den Süßgräsern und wächst in den Tropen zu dicken, sehr tief wurzelnden Grasbüscheln heran.

Es hat einen etwas modrigen, aber durchaus balsamisch-aromatischen Duft, der so intensiv ist, dass er auch in der Parfümerie Verwendung findet.

Vetiver wird in der traditionellen ayurvedischen Medizin bei Kopfschmerzen, Unkonzentriertheit und Vergesslichkeit angewendet. Zusätzlich soll es bei Herzproblemen und allerlei Entzündungen helfen.

Vetiver bringt uns wieder mehr zu uns selbst zurück. Es klärt den Geist, hilft zu fokussieren und gibt uns die Kraft, ganz bei uns zu bleiben. Es entspannt unsere gesamte Mentalregion, sodass wir eine gesteigerte, ausdauernde Aufnahme- und Merkfähigkeit entwickeln.

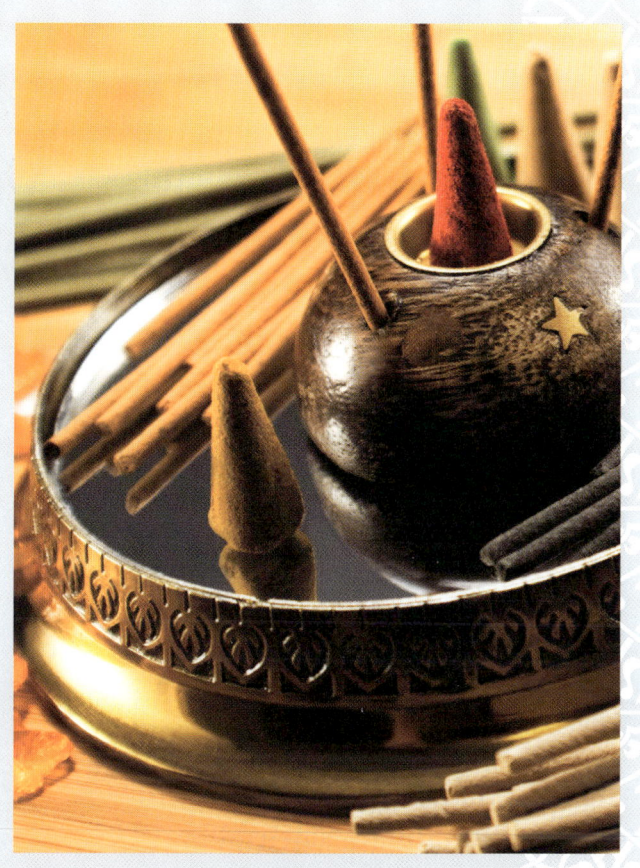

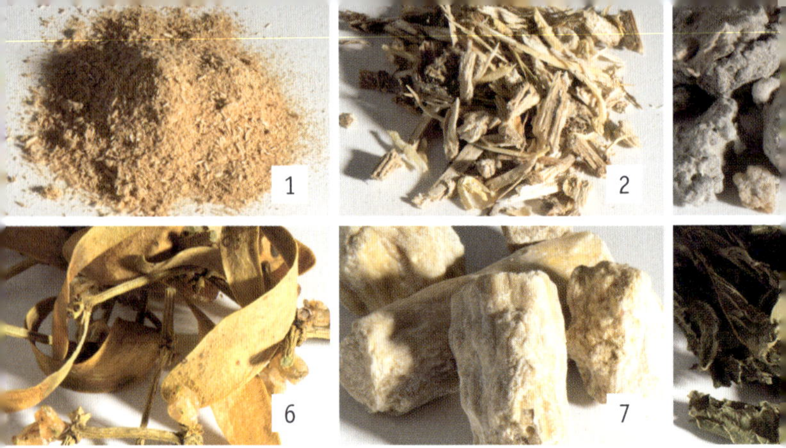

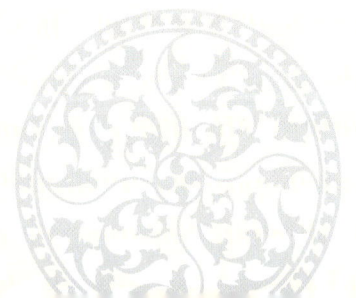

1   2

6   7

Visionsräucherungen

Seit alters her wurden Räucherungen auch rituell, religiös und magisch eingesetzt. Einige Pflanzen haben in der Tat erhebende und bewusstseinserweiternde Wirkungen.

Die alten Schamanen machten von diesem Kräuterwissen Gebrauch und verwendeten Räucherstoffe als »Reisemittel«, um in andere Dimensionen zu gelangen. Manche Pflanzen haben die Kraft, Türen aufzustoßen und gleichzeitig eine schützende Hülle um den Reisenden zu legen.

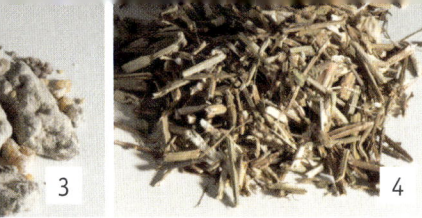

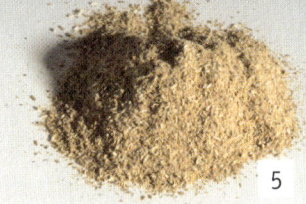

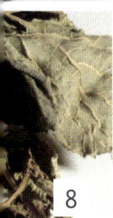

1 Akashbeli
2 Angelikawurzel
3 Breuzinho
4 Eisenkraut
5 Himalaya-Rhododendron
6 Mistel
7 Sal
8 Wahrsagersalbei

❦ Ritual zur Stärkung der Visionskraft

Ziehen Sie sich in einen Raum zurück, um für 30 bis 60 Minuten ungestört zu sein. Kreieren Sie sich eine Wohlfühl-Atmosphäre, zum Beispiel indem Sie eine Kerze anzünden. Kommen Sie zur Ruhe und entfachen Sie das Räucherwerk. Während Sie den Rauch tief einatmen, konzentrieren Sie sich auf die feinstoffliche Welt. Was nehmen Sie wahr? Können Sie die Anwesenheit von himmlischen Wesen fühlen? Wenn Sie zu jemand Bestimmtem eine Verbindung schaffen wollen, konzentrieren Sie sich auf ihn. Was strahlt er aus? Wie bewegt er sich? Eventuell sehen Sie Farben oder nehmen Schatten wahr. Die Räucherung wird einen Kanal für Sie schaffen. Vielleicht sind ein paar Räucherungen (an verschiedenen Tagen) erforderlich, bis Ihre Wahrnehmung so weit gestärkt ist, dass Sie etwas sehen oder fühlen. Stetes Üben macht den Meister.

Rezeptvorschlag

2 Teile Sal
1 Teil Akashbeli
½ Teil Himalaya-Rhododendron
½ Teil Mistel

Die Räucherstoffe für Visionsräucherungen sind nicht immer leicht erhältlich. Wählen Sie aus den vorgeschlagenen Pflanzen und Harzen einfach jene, die Sie besorgen können.

Akashbeli

Akashbeli ist ein sehr hoher Baum im Himalaya, dessen Herkunft noch nicht einwandfrei geklärt ist. Den Namen hat er wohl von den Himalaya-Bewohnern bekommen; er bedeutet so viel wie »Himmelsranke«. Er erinnert an »Akasha« oder die Akasha-Chronik. Hier handelt es sich um eine feinstoffliche Dimension, den sogenannten Wissensspeicher der Menschheit.

Tatsächlich ist Akashbeli eine wahrhaft himmlische Pflanze: Sie zieht uns mittels ihres Rauches hinauf in himmlische Gefilde. Sie öffnet Tore zu anderen Dimensionen und lässt uns teilhaben an allem, was ist.

Die Schamanen Nepals räuchern Akashbeli, um sich in höhere Ebenen hinaufzuschwingen. Auf ihren Reisen in andere Sphären suchen sie nach Antworten für den Hilfesuchenden.

Alraune (Mandragora officinalis)

Die Alraune ist eine der ältesten magischen Zauberpflanzen. Sie ist eher klein, doch im ausgewachsenen Zustand hat sie eine gewaltige Pfahlwurzel von ungefähr 60 Zentimetern, deren Gestalt dem Menschen ähnlich ist.

Die Alraune gehört zu den psychoaktiven Pflanzen. Sämtliche Bestandteile sind giftig und haben eine psychedelische Wirkung. Somit muss sie mit äußerster Vorsicht angewendet werden! (Als Räuchermittel ist Alraune deshalb meines Wissens nicht zu erwerben, doch bei Kräuterspezialisten im Internet findet man Pflänzchen.)

In den alten Sagen gibt es zahlreiche Geschichten über die Alraune. So auch, dass man sofort tot umfällt, wenn man die Wurzel einer Alraune ohne Bedacht herauszieht. (Joanne K. Rowling lässt Harry Potter & Co. Ohrschützer tragen, wenn sie mit Alraunen experimentierten, denn ihr durchdringender Schrei könnte lebensgefährlich werden.) Andererseits soll sie Verwünschungen und Versteinerungen lösen können. Sie galt als Vermittlerin zwischen den Welten; so wurde sie für Weissagungen und für Kontakte mit Ahnen genutzt.

Alraunen können uns helfen, die Tore zu Anderswelten zu öffnen. Sie führen uns durch die Reiche der astralen Welten und verbinden uns mit den Naturwesen. Alraunen haben einen starken Pflanzengeist und einen starken Willen. Will man mit ihnen arbeiten, sollte man sich zuvor mit ihnen verständigen.

In meinem Kräutergarten ziehe ich immer einen zusätzlichen Schutzkreis aus Quarzkristallen um meine Alraunen: So ist zum einen gewährleistet, dass kein anderes Familienmitglied versehentlich Alraunen für den Salat erntet, und zum anderen, dass die Eigenwilligkeit und die starke Kraft, die von ihnen ausgeht, respektvoll gewürdigt werden. Auf diese Weise behandelt, sind die Alraunen Ihnen sehr zugetan. Sie schaffen oft schon während ihres Wachstums einen feinen Kanal zu Ihnen und werden ihre volle Kraft dafür einsetzen, Ihnen helfend zur Seite zu stehen.

Ziehen Sie mit Bedacht und Einwilligung der Alraune ihre Wurzel. Räuchern können Sie alle Pflanzenteile. Die Wurzel kann man mit einer Raspel zerkleinern und trocknen. Der Duft der Räucherung ist sehr erdig, zuweilen etwas modrig. Sie können sie auch mit etwas Olibanum oder Mastix vermischen – die Alraune wird es Ihnen nicht übelnehmen.

Angelikawurzel (Angelica archangelica)

Angelikawurzel wird im Volksmund auch »Engelwurz« (Angelika = »die Engelhafte«) genannt. Sie ist hauptsächlich in Europa, auch in Russland, und im Himalaya zu finden.

Engelwurz hat einen feinen, etwas süßlichen Duft. Beim Räuchern entfaltet die Angelikawurzel eine erdige, warme Note. In einer Räuchermischung für Engel darf sie nicht fehlen: Diese feinen Wesen kommen auf diese Weise liebend gern in unsere Nähe, und nicht selten entsteht eine Kommunikation, da der Rauch auch uns öffnet, unsere Gedanken in diese Richtung leitet und uns erhebt. Damit die Verbindung zwischen uns und diesen feinen Geschöpfen auch sicher ist, legt die Engelwurz einen schützenden Lichtkranz um das ganze Geschehen.

Engelwurz wurde in alten Zeiten auch gegen Verzauberungen und schwarzmagische Angriffe verräuchert.

Sie durfte in keiner Heilkräuterküche fehlen und wurde bei Verdauungsbeschwerden, Herzproblemen, Atemwegserkrankungen und vielem mehr erfolgreich eingesetzt.

Breuzinho (Protium heptaphyllum)

Breuzinho ist ein sehr seltenes Harz, das einen harzigen, kräftigen, etwas süßlichen Duft verströmt. Der Baum wächst vorwiegend in Südamerika.

Für die alten Mayas hatte Breuzinho eine sehr wichtige Bedeutung. Sie räucherten es, um ihre Rituale einzuleiten. Es bereitete den Boden und nährte die Atmosphäre, sodass die Schamanen in andere Dimensionen vordringen konnten. Sie versetzten sich mithilfe des Räucherwerks in Trance und ließen ihren Geist in andere Sphären wandern. Dort konnten sie Krankheitsdämonen vertreiben oder etwa verlorengegangene Seelenanteile zurückholen.

Breuzinho verstärkt unser inneres Licht und löst uns dadurch aus unserem Alltagsgeschehen. Wir bekommen ein Gespür dafür, dass es noch mehr gibt als unsere rationale Welt, und können uns sanft diesen feinen Schwingungen hingeben.

Eisenkraut (Verbena officinalis)

Eisenkraut ist eine der alten magischen Pflanzen Nordeuropas. Es gehört zu den Verbenen, wächst in fast allen Breitengraden und ist sehr genügsam. Sein Duft ist sehr krautig; daher ist es ratsam, Eisenkraut zum Räuchern mit Harzen zu mischen. Seine weiteren Bezeichnungen wie »Sagenkraut«, »Wunschkraut«, »Druidenkraut« und »Traumkraut« erzählen von seiner traditionellen Verwendungsweise bei Weissagungen, zur Beeinflussung von Träumen sowie für Zaubertränke. Die Energie des Eisenkrautes macht die Verbindung in die Anderswelt durchlässig und uns somit empfänglich für Hilfe und Rat aus den feinstofflichen Welten. Eisenkraut hat immer auch etwas Versöhnliches, Verbindendes.

In der Antike wurde es sowohl bei den Galliern als auch in Ägypten als heiliges Kraut verehrt. Bei den Galliern war es fast so angesehen wie die Mistel und durfte in keinem Zaubertrank fehlen. Die Ägypter nannten es »Träne der Isis« und setzten es bei zahlreichen Zeremonien ein.

Himalaya-Rhododendron (Rhododendron lepidotum)

Himalaya-Rhododendron ist wahrhaftig ein göttliches Geschenk des Himalayas an die Menschheit. Er wächst in 4000 bis 5000 Metern Höhe. Beim Räuchern entfaltet er einen süßlichen, blumigen Duft.

Schamanen räuchern Himalaya-Rhododendron zum Schutz, bevor sie in die Unterwelten reisen. Die starke, jedoch auch zerstörerische Kraft der Pflanze bewahrt sie davor, in den astralen Unterwelten hängen zu bleiben und nicht zurückzufinden. Sie wird von den Schamanen oft auch »Bhairab« genannt – Bhairab ist die zornige Seite Shivas, der mit seiner Feuersbrunst alles Schwache, Unechte niederbrennt.

Himalaya-Rhododendron gibt uns die Kraft, alte, falsche Wege zu beenden und mutig neue, uns förderliche zu erkunden. Er hilft uns, uns selbst zu finden und unser Innerstes mit dem Außen in Einklang zu bringen. Gleichzeitig bildet er einen schützenden Rahmen um das Geschehen, bis wir sicher auf der neuen Ebene angelangt sind. Seine Botschaft lautet: »Lebe deine Vision – ich gebe dir Kraft, auszubrechen und zu dir selbst zu finden. Vorsicht, ich zerstöre alles Laue, alles Unechte. Nur so findest du in deine Kraft. Vertraue mir, ich führe dich.«

Mistel (Viscum album)

Da Misteln hoch oben in den Bäumen zu kleinen Büschen heranwachsen, dachten unsere Vorfahren, sie seien vom Himmel gefallen und enthielten immer noch ihre göttliche Kraft. Die Mistel gehört zu den alten keltischen Zauberpflanzen. Für die Druiden war die Mistel die heiligste Pflanze überhaupt. Es heißt, sie schnitten die Mistelzweige mit einer goldenen Sichel sechs Tage nach Vollmond. Die Zweige durften nicht zu Boden fallen und nur in weißer Kleidung geschnitten werden, damit die volle Zauberkraft der Pflanze erhalten blieb.
Wer erinnert sich nicht an Asterix und Obelix? Der legendä-

re Zaubertrank, der Obelix seine unbändigen Kräfte verleiht, enthält natürlich Mistelzweige.

Die Mistel kommt auch in der griechischen Mythologie vor. Äneas benutzte die »goldene Zauberrute«, um in die Unterwelt hinabzusteigen.

Die Mistel hat die Kraft, mit ihrem Licht tief in unser Unterbewusstsein zu dringen und dort negative Schwingungen hervorzuholen und aufzulösen. Sie verbindet uns mit den oberen Dimensionen und steigert unsere Lichtkraft.

Sie wächst auf allerlei verschiedenen Bäumen. Immer enthält sie auch etwas von der Kraft des jeweiligen Baumes. In meinem Garten steht eine Birke mit gut 35 Metern Höhe. Auf ihr haben sich zahlreiche Mistelsträuße eingenistet. Die Birke gilt als Lichtbringer. So verstärkt sich die lichtbringende Eigenschaft der Mistel noch durch den Baum. Für meine eigenen Räucherungen hole ich mir etwas Mistel von meiner Birke und vermische diese mit Himalaya-Rhododendron und Myrrhe. Was dann geschieht, könnte man auch als »Schattentherapie« bezeichnen. Die Mischung wirkt tief in unser Unbewusstes und durchlichtet dunkle Stellen. Diese werden dann ins Bewusstsein zur Aufarbeitung geschwemmt. Nicht immer ist dies ein angenehmer Vorgang.

Sal (Shorea robusta)

Das faszinierende Salharz wächst in Stalaktitenform vom bis zu 60 Meter hohen, tropischen Shorea-Baum herunter. Hauptsächlich wächst es in Terail, dem nepalesischen Teil des

Dschungels. Salharz ist auch in bis zu 20 Zentimeter langen Bruchstücken zu erwerben.

Sal ist das wichtigste Harz der Schamanen im Himalaya. Der Rauch des Harzes ist sehr kräftig und aromatisch; die berauschende Wirkung ist geradezu überwältigend. Es fördert Trancezustände und macht hellsichtig. Es verbindet mit anderen Dimensionen. Daher wird Salharz von den Schamanen als Reisemittel in die Ober- und Unterwelten benutzt; es fehlt bei keiner Reise, da es stark reinigend und schützend wirkt. Es öffnet unsere Wahrnehmung für feinstoffliche Schwingungen und führt uns behütet in die Anderswelt.

Wer Sal nicht kennt, sollte es unbedingt ausprobieren.

Wahrsagersalbei (Salvia divinorum)

Diese Salbeiart hat ihre Heimat in Mexiko. Die kleine Pflanze von ca. 60 Zentimetern Höhe hat es in sich ...! Mittlerweile wird sie in vielen Ländern angebaut. Vorsicht, in einigen Ländern ist der Anbau illegal! Seit wenigen Jahren ist Salvia in Deutschland und in der Schweiz als Betäubungsmittel eingestuft, was jeglichen Handel, Besitz und Anbau verbietet. In vielen Ländern, zum Beispiel Österreich, ist er jedoch vollkommen legal.

Der Geist des Salvia gilt als Vermittler zwischen Himmel und Erde. Für die Mazateken-Schamanen ist Salvia divinorum eine heilige Pflanze. Indem sie einige Blätter kauten oder rauchten, versetzten sie sich in eine Art Trancezustand. Salvia divinorum enthält Salvinorin A, welches bewusstseinsverändernde Zustände auslöst. Die Visionen der Schamanen erzählten dem Hilfesuchenden dann, wie er mit der entsprechenden Situation umzugehen hatte. Eine Besonderheit an Salvia ist, dass die Rituale immer nur nachts ausgeführt werden. Seine stärkste Wirkung soll er entfalten, wenn alle Lichtquellen erloschen sind und Stille herrscht.

Salvia als Räucherung kann die Wahrnehmung erheblich steigern. Er öffnet die Tore zur visionären Schau – nicht umsonst wird er »Wahrsagersalbei« genannt.

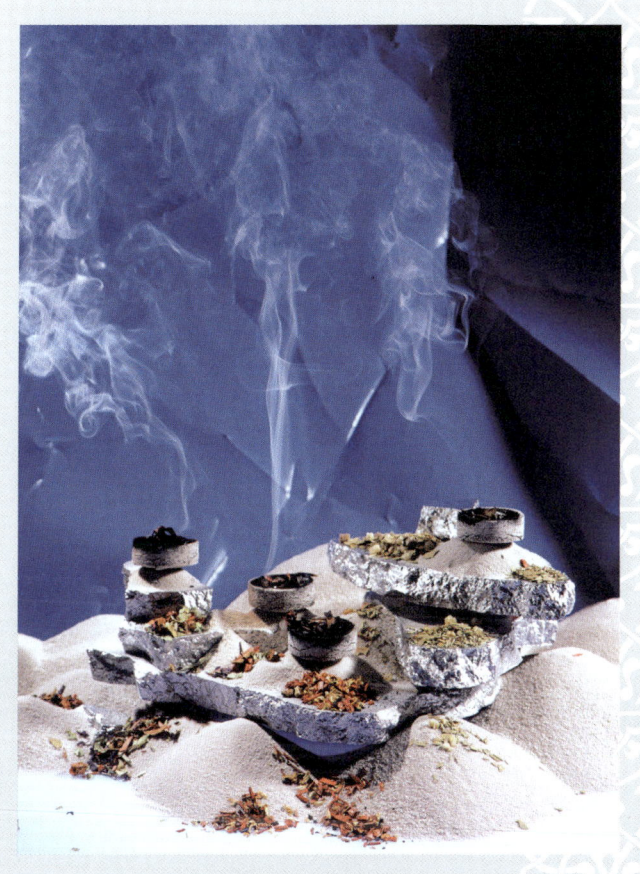

Agnihotra –
ein vedisches Pyramidenfeuer

Diese spezielle Technik wurde ursprünglich in den »Veden« beschrieben. Die »Veden« sind uraltes weitergegebenes Wissen um das Universum und dessen geistige Gesetze. Die im Westen bekannteste Lehre aus den »Veden« ist der Ayurveda. Agnihotra wurde in diesen alten Zeiten nur von ausgewählten Priestern praktiziert. Es erforderte von den Priestern eine ganze Reihe von Vorbereitungs- und Reinigungsvorgängen, die im Leben eines »gewöhnlichen« Menschen nicht hätten ausgeführt werden können. Heute gibt es eine Kurzversion des Feuers, die jedermann umsetzen kann.

Die Kraft dieses Reinigungsfeuers ist indes geblieben. Es basiert auf dem Rhythmus von Sonnenaufgang und -untergang und entwickelt seine Wirkkraft auch nur, wenn es genau zu diesen Zeiten durchgeführt wird. Es erfordert demzufolge ein bisschen mehr Disziplin als eine Räucherung auf Holzkohle.

Sie benötigen eine Kupferpyramide mit festgelegter Form und fixen Maßen (es gibt spezielle Agnihotra-Pyramiden auf dem Markt), getrockneten Kuhdung, Butterfett/Ghee, Vollkornreis, die genauen Uhrzeiten von Sonnenaufgang und -untergang (an dem Ort, wo Sie das Feuer entzünden möchten) sowie zwei Mantras für diese beiden Zeitpunkte.

Warum getrockneter Kuhdung und Ghee? Getrockneter oder auch frischer Kuhdung galt von alters her als desinfizierend

und entgiftend. Früher packte man auf dem Land sogar stark
Betrunkene einfach in frischen Kuhdung, der sämtliche Gif-
te aus dem Körper zog, sodass ein Auspumpen des Magens
hinfällig war. In alten Zeiten wischte man auch die Böden in
Krankenhäusern mit Kuhdungwasser, um Keime abzutöten.
Durch Feuer umgewandeltes Ghee nährt die Atmosphäre.
Waren Sie schon einmal in einem Kloster in Tibet? Unzählige
kleine Gheelampen leuchten dort und nähren die Klosterat-
mosphäre. Ghee wird im Ayurveda auch als Kochfett benutzt,
da es für den Magen und die Verdauung viel bekömmlicher
ist als andere Fette.

Wie geht man vor?
Brechen Sie einige Stücke des getrockneten Kuhdungs ab und
streichen Sie sie mit Butterfett ein. Schichten Sie diese dann
in Ihrer Kupferpyramide auf und entzünden Sie an einem
Stückchen das Feuer. Dank des Butterfetts wird das Feuer
in der Regel leicht entfacht. Genau zu Sonnenaufgang bzw.
Sonnenuntergang sprechen Sie das dafür vorgesehene Mantra und geben nach dem Wort »swáhá« jeweils eine Portion
Reis, mit Ghee vermischt, ins Feuer.

Mantra zum Sonnenaufgang:
Súriája swáhá súriája idam na mama
Pradschápataje swáhá pradschápataje idam na mama

Mantra zum Sonnenuntergang:
Agnaje swáhá agnaje idam na mama
Pradschápataje swáhá pradschápataje idam na mama

Wie ist die Wirkung?

Phänomenal! Genau zum Zeitpunkt von Agnihotra sammeln sich gewaltige Energien um die Kupferpyramide: Sie wirkt wie ein Generator, das Feuer wie eine Turbine. Eine Art Magnetfeld wird erzeugt, welches negative Energien und Informationen einfach neutralisiert und positive Schwingungen verstärkt. So hat es die Kraft, die Umwelt von stärksten Verschmutzungen zu reinigen. Seine Wirkung ist nicht auf den Ort beschränkt, sondern reicht einige Hundert Meter darüber hinaus. Wird es morgens und abends regelmäßig ausgeführt, baut sich automatisch ein Dauerschutz auf. Es prägt aber nicht nur unser Umfeld, es beeinflusst auch sehr tief unseren Körper sowie unseren Seelen- und Geistleben. Es beruhigt und klärt unser Gefühlskörper und das Nervensystem. Es erneuert die Gehirnzellen, revitalisiert die Haut und reinigt das Blut.

Es kann uns in tiefe meditative Zustände führen und die Schleier zwischen den Welten entfernen. Es löst geistige und seelische Blockaden und führt uns zurück zu altem Wissen.

Weitere Informationen über dieses Feuer finden Sie auf dieser Website:
www.homatherapie.de

Die Welt
der Räucherstäbchen

Die Herstellung von Räucherstäbchen hat eine uralte Tradition in den asiatischen Ländern. Sie wurden kreiert, um die Götter in Wohlgefallen einzuhüllen, sie gnädig zu stimmen oder ihnen Freude zu schenken. Noch heute ziehen dicke Schwaden mit köstlichem Duft durch die zahlreichen Tempel Asiens. Bei jeder Gelegenheit, bei jedem Tempelbesuch, bei jeder Götterverehrung werden Dutzende Räucherstäbchen angezündet. Der typische Duft in Indien stammt sicherlich auch von den unzähligen entzündeten Duftstäbchen.

Räucherstäbchen stellen eine Entwicklung im Umgang mit Räucherwerk dar: Die Herstellung erfordert zwar etwas mehr Aufwand, dafür ist die Anwendung geradezu simpel. Für viele Menschen in unserer schnelllebigen Zeit stellen sie den vermutlich leichtesten Zugang zur Welt der Düfte dar. Alles, was man braucht, ist ein Stäbchen, Feuer und einen Halter – und schon wird die Umgebung vom Duft der Wahl erfüllt.

Gute Räucherstäbchen zu erwerben, ist heutzutage allerdings kein ganz leichtes Unterfangen. Der Markt ist mit zahlreichen Angeboten überschwemmt und der Verbraucher bekommt oft wenig bis gar keine Informationen, welche Art von Räucherstäbchen er eigentlich kauft.

Prinzipiell gibt es zwei Arten der Herstellung:

Masala-Räucherstäbchen (Masala=Mischung)

Hölzer – insbesondere verwendet wird Sandelholz – werden zu feinen Spänen zerkleinert. Die gewählten Kräuter werden in einem Mörser zu Pulver gestoßen. Durch Mischung der Hölzer und Kräuter mit Ölen und Harzen entsteht eine Paste, die in eine Stäbchenform gerollt wird – entweder um einen Holzkern herum (wie in Indien üblich) oder ohne Holzstäbchen im Innern (wie in Tibet, China und Japan). Zu bevorzugen sind reine Stoffe, da diese später die Qualität des Stäbchens bestimmen. Der Duft solcher Räucherstäbchen wird durch alle Komponenten bestimmt und ist stets aufbauend und energetisierend wie die Natur selbst.

Allerdings sind auch Räucherstäbchen auf dem Markt, die zwar nach der altbewährten Masala-Methode hergestellt sind, jedoch trotzdem synthetische Stoffe enthalten. Synthetische Stoffe sind oft intensiver, länger anhaltend und viel billiger. Leider sind diese Räucherstäbchen oft die Ursache für Kopfschmerzen.

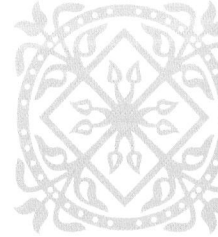

Getauchte Räucherstäbchen

Hier wird um den Holzkern eine Substanz aus Holzkohle und Sägemehl angebracht. Die Rohlinge werden dann in verschiedene Duftmischungen – meist synthetischen Ursprungs – »getaucht«. Auf diese Weise kann man zum Beispiel auch Stäbchen mit Apfel- oder Aprikosenduft kreieren. Sie ahnen es: Leider sind es oft diese synthetischen Duftmischungen, die bei der Anwendung zu Kopfschmerzen und Unbehagen führen. Erkennen können Sie getauchte Stäbchen daran, dass sich nach dem Anzünden am unteren Ende des Holzstabes Flüssigkeit bildet.

Es sind auch getauchte Räucherstäbchen auf dem Markt, die in reine Ölmischungen getaucht wurden. Sie sind allerdings eher selten und riechen nicht besonders intensiv, da sich reines ätherisches Öl zu schnell verflüchtigt und der Duft ausschließlich von dieser Komponente stammt. Beide Arten bekommt man handgerollt oder maschinell gefertigt. Auf die Qualität des Duftes hat dies keine Auswirkung. Energetisch gesehen trägt jedoch ein liebevoll handgefertigtes Räucherstäbchen immer auch die Energie seines Fertigers weiter.

Ein kleiner, prinzipieller Hinweis zu den Duftrichtungen: Je mehr Öle verwendet werden, desto ätherischer und feiner ist der Duft; je mehr Kräuter und Hölzer, desto erdiger und herber.

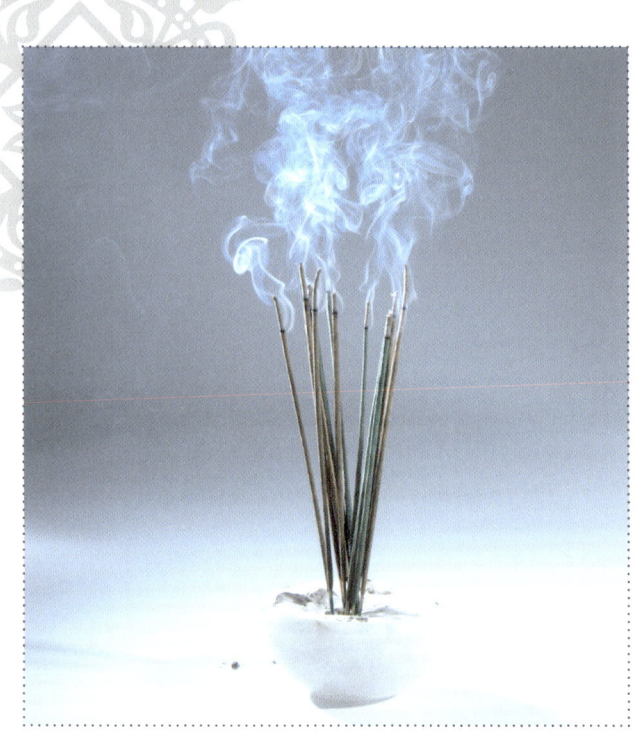

Indische Räucherstäbchen

Indische Räucherstäbchen sind wohl am bekanntesten und am weitesten verbreitet. Indien hat eine uralte Räucherstäbchentradition. Bereits in der »Rigveda« (uralte spirituelle Schriften, ältester Teil der vier »Veden«) sind Hinweise für die Herstellung von Räucherstäbchen überliefert.

Dennoch ist es heutzutage nicht leicht, in Indien hochwertige, reine Räucherstäbchen zu erhalten. Seit auch in Indien die Chemie Einzug gehalten hat, ist beim Kauf von Räucherstäbchen auf dem freien indischen Markt Vorsicht geboten. Allzu oft werden Moschus Ambrette und hohe Anteile Diethylphtalat (chemischer Stoff, der sich gut mit Öl vermengt) hinzugefügt, um die Düfte zu intensivieren und zu verbilligen. Da in Indien nur wenige Sorten zertifizierter reiner ätherischer Öle zu erwerben sind, werden oft sogenannte »Compounds«, also Mischungen, verwendet. Diese Compounds enthalten ätherische Öle, gemischt mit synthetischen Ölen, eventuell zusätzlich gestreckt mit Diethylphtalat. Allerdings macht der Anteil der Öle oft nicht mehr als zwei Prozent der gesamten Masse aus, da selbst die Compounds recht teuer sind.

Wer auch hier ganz sicher gehen möchte, sollte darauf achten, entweder ölfreie Räucherstäbchen zu erwerben oder Räucherstäbchen, die wirklich nur ungestreckte, reine ätherische Öle enthalten. Erkennen können Sie die minderwertigen Räucherstäbchen oft schon am intensiven, durchdringenden Duft, den sie verströmen. Ein weiterer Anhaltspunkt ist die Sortenwahl: Sorten wie Magnolie, Veilchen oder Maiglöckchen können eigentlich nur mit chemischen Mitteln hergestellt worden sein.

Dennoch wäre es schade, sich dieser fantastischen Vielfalt verschiedener Düfte zu verschließen. Es gibt immer noch Hersteller, die verantwortungsbewusst und naturverbunden hochwertige Räucherstäbchen kreieren und alte Rezepturen wieder aufleben lassen.

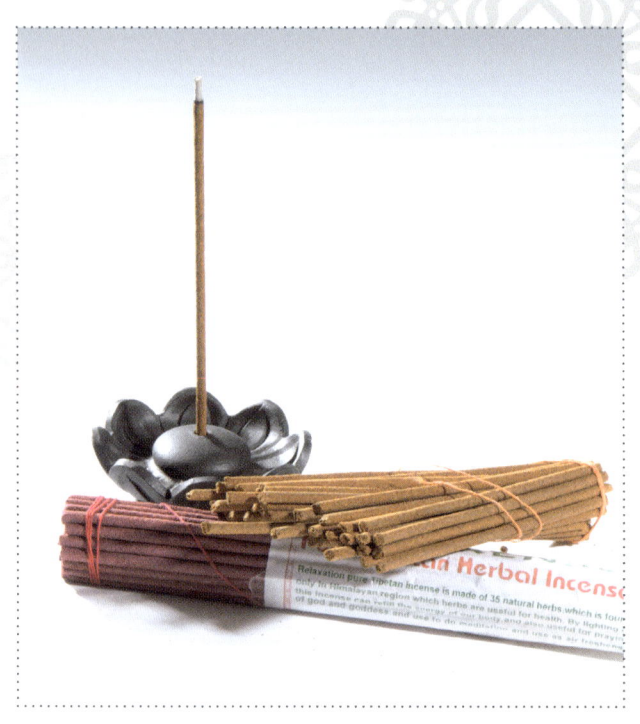

Tibetische Stäbchen

Tibetische Stäbchen zeichnen sich generell durch einen hohen Anteil an Kräutern, Hölzern und Harzen aus – meist aus dem Himalaya selbst, um teure Importe zu vermeiden. In der Regel enthalten sie keine oder nur sehr wenig Öle, sodass Verunreinigungen durch chemische Bestandteile der Öle weitestgehend ausgeschlossen sind. Die Produktion findet nach wie vor direkt in den Klöstern statt, die sich über den Verkauf zu erhalten versuchen.

Tibetische Räucherstäbchen wirken oft heilend auf Körper, Seele und Geist. Ich habe schon Räucherstäbchen gesehen, die rund 30 verschiedene Bestandteile enthielten – ein wahres Eldorado für Kräuterliebhaber. Die Rezepte für die Mischungen stammen meist aus uralten Klosterbüchern. Sie riechen zwar etwas krautig und herb, da kaum Öle verwendet werden, doch sie haben die Kraft, die Atmosphäre in etwas Heiliges und Erhabenes zu verwandeln.

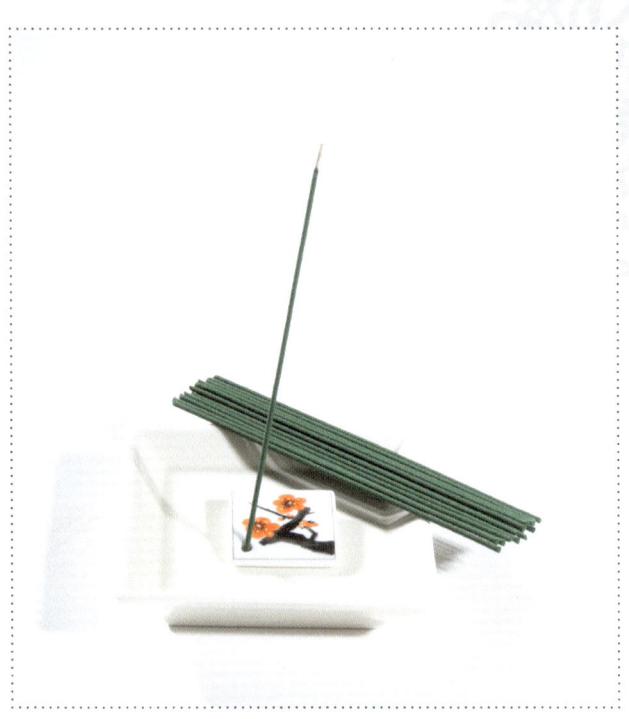

Japanische Räucherstäbchen

In Japan kann man sehr hochwertige Räucherstäbchen erwerben, die so teuer sind, dass sie auf dem europäischen
Markt mangels Nachfrage gar nicht angeboten werden. Verwendet werden oft exzellente Substanzen. Außerdem enthalten sie einen hohen Anteil ätherischer Öle.

Die Bestandteile werden sehr, sehr fein gemahlen, sodass ein elegantes, schmales Räucherstäbchen ohne Bambusstab möglich ist.

Falls sich jemand in Ihrer Familie befindet, der keine Räucherstäbchen mag, sollten Sie es mit japanischen Stäbchen versuchen: Sie duften so zart, lieblich und ätherisch, dass selbst die größten Räucherstäbchenverächter in der Regel schwach werden.

Literatur

Bader, Marlis: Räuchern mit heimischen Kräutern. Anwendung, Wirkung und Rituale im Jahreskreis.

Berk, Ulrich: Räuchern – Die Karten. Die wichtigsten Räucherstoffe und ihre Anwendung auf einen Blick.

Fischer-Rizzi, Susanne: Botschaft an den Himmel. Anwendung, Wirkung und Geschichten von duftendem Räucherwerk.

Gienger, Zora: Räuchern, Räucherstoffe und Rituale. Mit Schnellsystem: Beschwerden & Räucherstoffe.

Hageneder, Fred: Geist der Bäume. Eine ganzheitliche Sicht ihres unerkannten Wesens.

Kinkele, Thomas: Räucherstoffe und Räucherrituale. Kraftvolle Rituale mit duftenden Botschaften. Das Handbuch für die Räucherpraxis.

Lad, Vasant / Frawley, Dr. David: Die Ayurveda Pflanzenheilkunde. Das Yoga der Kräuter.

Pfeifer, Michael: Der Weihrauch. Geschichte, Bedeutung, Verwendung.

Rätsch, Christian: Der heilige Hain. Germanische Zauberpflanzen, heilige Bäume und schamanische Rituale.

Rätsch, Christian: Räucherstoffe – Der Atem des Drachen. 72 Pflanzenporträts – Ethnobotanik, Rituale und praktische Anwendungen.

Rätsch, Christian: Weihrauch und Copal. Räucherharze und Hölzer – Ethnobotanik, Rituale und Rezepturen.

Rätsch, Christian/Müller-Ebeling, Claudia: Weihnachts-
baum und Blütenwunder.

**Rätsch, Christian/Müller-Ebeling, Claudia/Surendra Ba-
hadur Shahi:** Schamanismus und Tantra in Nepal. Heil-
methoden, Thankas und Rituale aus dem Himalaya.

Savinelli, Alfred: Heilende Pflanzen. (Bitte Bezugsquelle unter holy.smokes@berk-esoterik.de erfragen.)

Wichtiger Hinweis

Die im Buch veröffentlichten Empfehlungen wurden von Verfasserin und
Verlag sorgfältig erarbeitet und geprüft. Eine Garantie kann dennoch nicht
übernommen werden. Ebenso ist die Haftung der Verfasserin bzw. des Ver-
lages und seiner Beauftragten für Personen-, Sach- und Vermögensschäden
ausgeschlossen.

© KOHA-Verlag GmbH Burgrain
Alle Rechte vorbehalten
6. Auflage 2017
Bildnachweis:
• Konstantin Berk: S. 22, 32/33, 44/45, 56/57,
66/67, 76/77, 86/87, 104, 106, 108
• Hartmut Noeller: S. 17, 29, 75, 97
• Shutterstock: Ornamente und S. 3, 4/5, 65, 85
Cover: Sabine Dunst/Guter Punkt, München
© Silvia Bogdanski/shutterstock
Lektorat und Layout: Birgit-Inga Weber
Gesamtherstellung: Karin Schnellbach
Druck: Finidr, Tschechien
ISBN 978-3-86728-201-7

Die Autorin

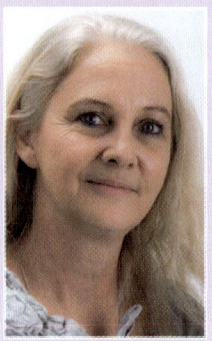

Susanne Berk betreibt seit über 20 Jahren einen Im-
port- und Großhandel mit zahlreichem Räucherwerk
und eigenkreierten Räucherstäbchen. Sie bereiste Län-
der rund um den Globus, um alte Kulturen und deren
Räucherriten kennenzulernen. Ihre Faszination und Lei-
denschaft für das Räuchern treibt sie an, traditionelle
Räucherstoffe sowie den wirkungsvollen Umgang mit
ihnen an Menschen weiterzugeben, damit ein jeder
wieder zur inneren Ruhe finden und aus der Welt der
Mystik Kraft schöpfen kann.